AF465365

Ouvrages de M. Velpeau

QUI SE TROUVENT CHEZ LE MÊME LIBRAIRE.

NOUVEAUX ÉLÉMENS DE MÉDECINE OPÉRATOIRE, accompagnés d'un Atlas de 22 planches in-4, gravées, représentant les principaux procédés opératoires et un grand nombre d'instrumens de chirurgie. *Deuxième édition, entièrement refondue,* et augmentée d'un traité de petite chirurgie, avec 191 planches intercalées dans le texte. Paris, 1839, 4 forts vol. in-8 de chacun 800 pages et atlas in-4. 40 fr.

— Avec les planches de l'atlas coloriées. 60 fr.

MANUEL PRATIQUE DES MALADIES DES YEUX, d'après les leçons cliniques de M. A. A. Velpeau, par G. Jeanselme. Paris, 1840, 1 vol. grand in-18 de 676 pages. 6 fr.

DE L'OPÉRATION DU TRÉPAN DANS LES PLAIES DE TÊTE. Paris, 1834, in-8. 4 fr. 50 c.

DES LUXATIONS DE L'ÉPAULE. 1837. 1 fr. 50 c.

LETTRE SUR L'INTRODUCTION DE L'AIR DANS LES VEINES. Paris, 1838, in-8. 2 fr.

TRAITÉ COMPLET DE L'ART DES ACCOUCHEMENS, ou tocologie théorique et pratique, avec un abrégé des maladies qui compliquent la grossesse, le travail et les couches, et de celles qui affectent les enfans nouveau-nés. *Deuxième édition, augmentée et accompagnée de* 16 *planches gravées avec le plus grand soin,* 1835, 2 forts vol. in-8. 16 fr.

EMBRYOLOGIE OU OVOLOGIE HUMAINE, contenant l'histoire descriptive et iconographique de l'œuf humain; accompagnée de 15 planches dessinées d'après nature, et lithographiées par A. Chazal avec le plus grand soin. Paris, 1833, 1 vol. in-fol. cartonné. 25 fr.

DES CONVULSIONS CHEZ LES FEMMES, pendant la grossesse, pendant le travail et après l'accouchement. Paris, 1834, in-8. 3 fr. 50 c.

TRAITÉ COMPLET D'ANATOMIE CHIRURGICALE, GÉNÉRALE ET TOPOGRAPHIQUE DU CORPS HUMAIN, ou l'anatomie considérée dans ses rapports avec la pathologie chirurgicale et la médecine opératoire; *troisième édition, augmentée.* Paris, 1837, 2 vol. in-8, et atlas de 17 planches in-4. 25 fr.

MANUEL D'ANATOMIE CHIRURGICALE générale et topographique. Paris, 1837, in-18. 7 fr.

EXPOSITION D'UN CAS REMARQUABLE DE MALADIE CANCÉREUSE, avec oblitération de l'aorte, 1825, in-8. 2 fr. 50 c.

LEÇONS ORALES DE CLINIQUE CHIRURGICALE, faites à l'hôpital de la Charité, publiées par MM. Pavillon et G. Jeanselme. Paris, 1840, 3 vol. in-8. 21 fr.

DU STRABISME,

Par A. A. VELPEAU,

Professeur de Clinique chirurgicale à la Faculté de Médecine de Paris,
Chirurgien de l'hôpital de la Charité,
Membre de l'Académie royale de Médecine, etc.

SUPPLÉMENT

AUX

NOUVEAUX ÉLÉMENS DE MÉDECINE OPÉRATOIRE.

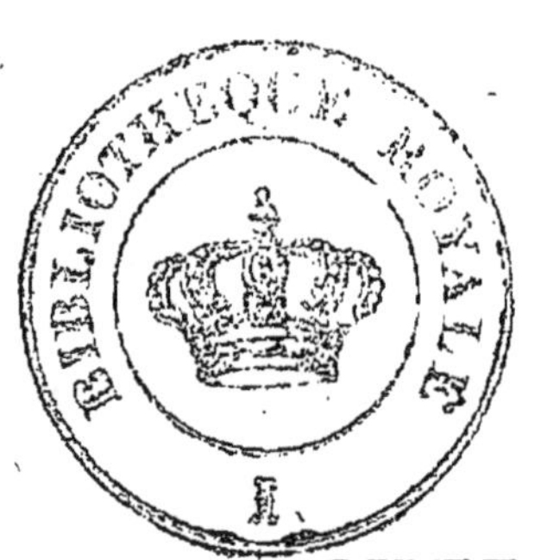

A PARIS,
CHEZ J.-B. BAILLIÈRE,
LIBRAIRE DE L'ACADÉMIE ROYALE DE MÉDECINE,
RUE DE L'ÉCOLE DE MÉDECINE, 17.
A LONDRES CHEZ H. BAILLIÈRE, 219, REGENT-STREET,
Et chez les principaux libraires français et étrangers.
1842.

AVERTISSEMENT.

En 1839, lorsque je publiai la 2e édition de mes *Nouveaux Elémens de médecine opératoire*, il n'était point encore question de l'opération du strabisme. Mon livre présente donc, sous ce rapport, une lacune qu'il est bon de combler aujourd'hui. J'ai même pensé un instant qu'il serait utile d'en faire autant pour le bégaiement; mais en méditant davantage cette seconde question, j'ai vu qu'elle ne valait guère la peine d'être traitée dans un ouvrage didactique. En effet, les opérations imaginées récemment pour remédier au bégaiement ne resteront point dans la pratique. Les rares succès définitifs qu'elles procurent ne compensent pas les inconvéniens qu'elles entraînent. Le peu de confiance qu'elles m'avaient d'abord inspiré, s'est encore amoindri de moitié depuis l'article que je leur ai consacré en juin 1841 (*Annales de la Chirurg.*, t. II, p. 220) : Elles nous ont appris que la section du frein, du filet de la langue, peut, doit être parfois coupé beaucoup plus profondément, avec plus de hardiesse qu'on ne le faisait auparavant, et voilà tout. Je m'en tiendrai, par conséquent, dans ce supplément, à ce qui concerne le strabisme.

DU

STRABISME.

Les personnes affectées de strabisme ou qui *louchent* n'avaient obtenu de la médecine jusqu'à ces derniers temps que des ressources fort incertaines pour remédier à leur difformité. Dans quelques cas cette difformité s'éteignait à la longue, par les progrès de l'âge. On en triomphait dans quelques autres à l'aide de lunettes dont le verre n'offrait qu'une sorte de prunelle transparente, dans le sens où l'on voulait que l'œil se dirigeât. Des verres opaques du côté du nez pour le strabisme interne, du côté de la tempe pour le strabisme externe, ont permis d'invoquer aussi quelques succès. Il en a été de même d'une meilleure direction donnée à l'axe des yeux, soit par une position forcée, soit par l'acte seul de la volonté des malades pendant le séjour au lit ou les actions les plus habituelles de la vie sociale. Mais les guérisons survenues de la sorte n'ont jamais été qu'exceptionnelles, et la déviation des yeux se maintenait malgré l'emploi le plus prolongé des moyens connus, chez presque tous les strabiques.

Aujourd'hui l'humanité n'en est plus là. La chirurgie permet maintenant de remédier au strabisme, comme à la cataracte, comme à la fistule lacrymale, à l'aide d'une opération peu dangereuse et assez facile. Cette opération dont le dix-neuvième siècle devra s'honorer, qui a vivement remué le monde chirurgical et même le public tout entier, consiste dans la section du muscle ou des muscles qui donnent à l'œil une direction vicieuse.

Envisageant la question sous le point de vue purement pratique, je renvoie pour ce qui concerne les espèces, les causes, le mécanisme et le traitement ancien du strabisme, aux mémoires de MM. Verhaeghe (*Sur le strabisme*, Bruges, 1841), Fl. Cunier (*Myot. appliq. au strab.*, etc., Bruxelles, 1840), Dufresse (*Strab. et bégaiem.* 1841), où ces divers points ont été assez largement exposés, et surtout à l'ouvrage de M. Bonnet (*Sections tend. et muscul.* etc., Lyon, 1841), ainsi qu'un travail de M. Boinet (*Journal médico-chirurgical*, janvier, février, mars 1842).

ARTICLE Ier.

HISTORIQUE.

Personne ne conteste, ne pourra contester que la division des muscles de l'œil dans le but de remédier au strabisme soit une invention moderne. Il est juste cependant d'accorder une mention spéciale à quelques chirurgiens du siècle dernier. En effet, l'opération du strabisme a positivement été indiquée, et selon toute apparence même pratiquée plusieurs fois, par plusieurs personnes avant ces derniers temps. Tout indique, par exemple, que le fameux charlatan Taylor y avait recours, s'en servait fréquemment. On trouve la preuve de ce que j'avance dans la chirurgie de Hewermann qui dit : « Taylor a prétendu guérir le strabisme par *la section du tendon de l'oblique supérieur*. D'un autre côté on remarque dans le recueil des travaux de la société académique de Rouen une observation ainsi conçue, et qui ne peut s'appliquer qu'à Taylor : « Avec une aiguille enfilée d'un fil de soie, le charlatan traversait la conjonctive, dit Lecat, *et divisait d'un coup de ciseaux* le pli de la membrane formé par l'anse de fil; on couvrait l'œil sain d'un emplâtre, *l'œil louche se redressait* et l'on criait au miracle. Interrogé sur le but qu'il se proposait dans cette opération, le charlatan T.... répondait que le strabisme ne provient que de *l'inégalité des muscles* et qu'il suffit pour le guérir *d'en affaiblir un.* »

Je dois à l'obligeance de M. Giraldès une autre note d'où il résulte que Taylor, étant venu à Paris, se faisait annoncer partout comme guérissant le strabisme à l'aide d'une opération chirurgicale.

« M. le docteur Taylor, oculiste du roi de la Grande-Bretagne, est arrivé depuis peu à l'hôtel de Londres, rue Dauphine, à Paris, où il se propose de rester jusqu'au commencement de juillet, après quoi il partira, disent les rédacteurs, pour se rendre en Espagne. Il nous prie de publier les découvertes qu'il a faites *de redresser les yeux des louches par une opération prompte, presque sans douleur et sans crainte d'aucun accident.* (1)

M. Cunier (1er suppl. aux *Ann.* d'oculist. p. 258) signale aussi, dans la diss. de Verheyden, soutenue en 1767, cette phrase singulière : *Strabones per multos ferro sanatos apud Anglicos vidi.*

Maintenant est-il vrai que ce charlatan célèbre fit réellement disparaître le strabisme, et quels étaient les tissus coupés par lui pendant l'opération? Son caractère permet de sup-

(1) *Mercure de France*, année 1737, juin, page 1180.

poser qu'il était homme à ne pas dire toute la vérité aux personnes qui l'entouraient, à ne pas initier les spectateurs au mystère de son remède, et que Lecat n'a pas connu ou deviné tout ce que faisait Taylor. Un fait que rien ne pourra détruire, à quelque interprétation qu'on le soumette, c'est que la section d'un muscle de l'œil est formellement indiquée comme susceptible de guérir le strabisme au nom de Taylor, dès le milieu du dernier siècle.

Toutefois, complètement oubliée ou repoussée de la pratique, cette opération n'avait plus reparu jusqu'à l'époque où M. Stromeyer l'a décrite, l'a proposée comme chose absolument nouvelle. Il est vrai que Sammels de Courtray (Verhaeghe, *Mémoire* sur le strabisme, 1841) prétend l'avoir pratiquée deux fois en 1824 ou 1825, que M. Carron du Villards dit en avoir eu la pensée en 1838, à l'occasion d'un chasseur qu'un grain de plomb enfoncé dans l'orbite guérit d'un strabisme très ancien en détachant la poulie du grand oblique, que, au dire de M. Cunier (1), M. Gensoul, de Lyon, aurait aussi proposé la section des muscles de l'œil avant M. Stromeyer. Mais ce ne sont là que de simples assertions qui, après les passages relatés plus haut, n'ont plus aucune valeur, et le travail de M. Stromeyer est réellement le seul qui ait ouvert les yeux sur ce sujet.

C'est en 1838 que le chirurgien de Hanovre décrivit son opération. Il ne l'avait encore essayée que sur le cadavre, lorsque M. Pauli, chirurgien de Landau, voulut en faire l'application chez une jeune fille au commencement de 1839 (2).

(1) *Myotom. appliq. au strabisme*, p. 126.

(2) Schmidt's Jahrbücher, 1839, vol. 24, n. 3, p. 351, ou Verhaeghe, p. 39.

Malheureusement M. Pauli fut arrêté par l'indocilité de la jeune malade et aussi sans doute par l'imperfection du procédé opératoire. Il paraît que M. Florent Cunier vient après M. Pauli, et qu'il a opéré, le 29 octobre 1839, sur l'homme vivant. (1)

Quoique la date des premières opérations de M. Dieffenbach ait été précisée d'une manière assez vague, puisque M. Verhaeghe (p. 41) la rapporte à décembre, tandis que M. Phillips (2) la fait remonter au 26 octobre 1839, il n'en est pas moins parfaitement établi que ce sont les faits du chirurgien de Berlin qui ont été connus les premiers, qui ont éveillé l'attention sur l'opération du strabisme.

Si donc cette opération avait été pratiquée autrefois, s'il est difficile de ne pas en apercevoir les traces dans quelques écrits déjà anciens, il n'en est pas moins juste de reconnaître qu'elle a été définitivement instituée, créée par M. Stromeyer, puis utilement appliquée par M. Dieffenbach.

La raison qui a dû tenir si long-temps l'idée d'un pareil remède à l'état d'inaction est d'ailleurs facile à comprendre. Jusqu'aux temps modernes on admettait bien qu'une perturbation dans l'action musculaire était souvent la cause du strabisme, mais pour passer de là à une opération chirurgicale, il fallait une confiance qu'on ne pouvait pas avoir alors dans la section des tendons ou des muscles rétractés.

Avant d'arriver aux muscles de l'œil, il fallait que l'expérience eût montré les avantages de la section des tendons de la jambe, pour remédier au pied-bot ; des tendons du jarret, pour remédier à la fausse ankylose ; du mus-

(1) Supplément, etc., p. 264.

(2) *Strabisme et bégaiement*, p. 8. — *De la Ténotomie sous-cutanée.* Paris, 1841, p. 223.

cle sterno-mastoïdien, pour remédier au torticolis, etc. Il fallait, en outre, que les praticiens fussent complètement rassurés sur le rétablissement de la continuité, de la puissance des muscles ou des tendons ainsi divisés. Or, ce n'est qu'à partir de 1830 que de pareilles questions ont été franchement agitées, complètement résolues.

Dès-lors tout est simple dans l'évolution du reste de la ténotomie. Le talon est relevé vers le mollet, on coupe le tendon d'Achille. Dans le pied-bot varus on s'attaque aux tendons des muscles jambiers. Ce sont les tendons péroniers qu'on divise dans le valgus; si la jambe est fléchie, on coupe les tendons du jarret; dans la flexion de l'avant-bras, c'est le tendon du biceps qu'il faut atteindre, et ainsi de suite pour toutes les autres déviations. Puisque dans le strabisme, l'œil est entraîné contre la volonté de la personne dans un sens déterminé, il était naturel de penser que la section du muscle ou du tendon qui produit ce mouvement, remédierait à la difformité. C'est ainsi que dans les sciences d'application, les faits conduisent de l'un à l'autre à la manière des degrés d'une échelle que l'esprit humain tend naturellement à parcourir jusqu'en haut.

Après avoir montré comment l'opération du strabisme s'est introduite dans la pratique, il faut examiner les résultats qu'elle a produits ou qu'elle peut produire.

C'est là une question délicate, des plus épineuses. Parmi les personnes qui s'en sont occupées, il en est qui l'ont rendue presque inabordable. Lorsque la guérison du strabisme par une opération fut annoncée, beaucoup de chirurgiens conservèrent quelques doutes sur sa réalité. Aussi la première lettre de M. Dieffenbach (*Gazette médicale*, 1840, p. 107) ne produisit-elle qu'une assez faible sensation en

France. Plus tard, M. Guérin n'ayant obtenu qu'un succès sur quatre (*Gazette médicale*, 1840, p. 424), M. Roux ayant échoué dans ses deux premiers essais (même journal, p. 494), n'ayant obtenu moi-même qu'une faible proportion de réussites, nous dûmes trouver étrange l'annonce des *succès constans* publiés au nom du chirurgien de Berlin. En outre, le langage de certains opérateurs se montra bientôt si contraire aux usages purement scientifiques et à ce que la raison permet d'admettre, qu'on put se demander si les faits relatifs au strabisme étaient véritablement racontés avec bonne foi. Comment ne pas être surpris, par exemple, de voir un praticien dire, le 29 juin, à l'Académie des sciences (*Gazette médicale*, p. 424), qu'il venait de pratiquer *avec succès* l'opération du strabisme sur *quatre malades*, et convenir, quelques lignes plus loin, que *le redressement* de l'œil *n'avait été complet que sur un de ses opérés?* Que pouvait-on penser de ces quatre malades, *opérés avec succès*, quand *trois d'entre eux continuaient de loucher* après l'opération, de l'aveu même du chirurgien!

M. Phillips, qui avait affirmé que *l'opération réussit toujours*, qui, du moins, ne mentionnait pas un insuccès sur cent opérations pratiquées par lui en Russie, qui a publié que, sur plus de quatre cents cas, l'opération a toujours été heureuse entre les mains de M. Dieffenbach, trouva un contradicteur décidé dans M. Melchior (*De Myotomiâ oculi*, etc., Hafniæ, mars 1841), et des incrédules dans le *Medico-chirurgical review*. Il faut d'ailleurs ajouter que le séjour de M. Phillips à Paris a singulièrement changé les habitudes de ce jeune chirurgien, puisqu'il publie dans son dernier ouvrage (1)

(1) *Ténotomie sous-cutanée*, page 321.

le relevé de cent opérations pratiquées par lui, suivies par M. Bouvier, et d'où il résulte que, sur ce nombre,

75 malades ont eu l'œil bien redressé,

16 » » » incomplétement redressé,

5 » » » nullement redressé,

5 ont été affectés ensuite d'un strabisme divergent.

Ce qui fait au total 25 insuccès sur 100.

Voyant d'un autre côté M. Baumgarten (*Operative Behandlung*, etc., Leipzig, 1841) avancer que de 52 malades, 33 seulement ont été guéris, tandis que 17 n'ont éprouvé que de l'amélioration et que 2 ont eu un strabisme divergent; que, pour guérir, 10 des 33 premiers ont dû se soumettre deux fois à l'opération; voyant aussi que, de 72 opérations pratiquées à Dresde par MM. Ammon, Zeis, Warnatz et Baumgarten, 45 ont été suivies de succès, 13 de simple amélioration, 14 d'insuccès, et que deux malades ont été opérés deux fois, il était bien permis d'hésiter, de conserver quelques doutes.

M. Guthrie, qui dit (*Annales de la chirurgie*, t. I, p. 492) n'avoir eu que deux ou trois insuccès sur 340 cas, ne parle plus avec la même assurance un peu plus loin, et laisse même voir beaucoup d'embarras, peu de confiance dans le résultat final de sa pratique.

En Belgique, M. Dumont ne craint pas de dire : « Le nombre des insuccès est tel, qu'il a découragé les opérateurs eux-mêmes (Cunier, *Myot. ocul.*, 1840). » Au sein même de la Société de médecine de Gand, M. Blariau répète qu'il n'a pas encore vu un seul louche *guéri* (Cunier, p. 42, 44).

On vit bientôt, en outre, ceux dont l'exagération était notoire s'entre-juger d'une manière fort dure. Voici, par exemple, ce que M. Phillips, dont la conduite à Paris, il faut le dire à sa louange, a été plus digne que celle de quelques-uns de nos compatriotes, écrit de l'un de ses rivaux, qui n'a pas craint de publier que, sur plus de 800 opérations, il n'avait pas éprouvé un insuccès :

« Pendant les quelques mois qui viennent de s'écouler, dit M. Phillips (*De la Ténotomie*, p. 318), nous avons entendu annoncer de si nombreux et de si brillans succès, que nous nous sommes demandé si les *deux grands chirurgiens* (M. A... et M. B..., sans doute), qui disent n'avoir jamais *éprouvé* d'accidens, exécutaient une opération autre que celle que nous faisons; mais lorsque nous avons eu connaissance des résultats réels de leur pratique, nous avons pu apprécier la valeur de leurs assertions. Comme leurs *annonces* dépassaient la *réalité* des faits, comme l'*affiche* était plus séduisante que le *spectacle* même, il a bien fallu chercher la cause de ces *mensonges*. Ils ont été le résultat forcé peut-être d'une vanité blessée, de ce qu'on ne pouvait oser avec les chirurgiens de Paris, ce qu'on osait impunément avec des aides et des sous-aides..... On voit, ajoute l'auteur, qu'il ne faut accorder aucune importance à ce que M. B... a écrit relativement à ses *succès constans*. J'ai rapporté plusieurs faits qui démentent son assertion, et je suis convaincu qu'il pourrait, s'il voulait s'en donner la peine, publier une série d'observations d'insuccès primitifs et d'accidens consécutifs. Ce travail serait intéressant à connaître et utile à la pratique, parce qu'il aurait pour base *un nombre considérable de faits*. »

Aujourd'hui encore on trouve dans ce que disent les hommes spéciaux en particulier, même les plus honorables, un tel contraste, ou un vague tel, qu'il est difficile de savoir au juste à quoi s'en tenir sur la nature de leurs faits. Ne craignant pas de les juger, M. Cunier m'écrit en décembre 1840, que, sur 29 opérés guéris d'abord, il a vu 21 récidives au bout de 15 à 20 jours, un, deux, trois et cinq mois, si bien qu'il ne connaissait alors que six guérisons véritables. Depuis il a publié (*Ann. d'Oculist.*, févr. 1841) que la déviation s'était reproduite 47 fois sur 169, et qu'il a échoué 12 fois sur 71. En juin de la même année, il annonce avoir réussi 213 fois sur 286; et M. Fleussu (*Ann. d'Oculist.*, 1er suppl. p. 308, 309) soutient que, sur 600 cas, M. Cunier a obtenu un succès constant. Sur 1400 opérations (*Supplém.*, etc., p. 288 et 312), notre confrère de Bruxelles compte à peine quelques échecs!

Ajoutons que ces succès croissans ou différens sont toujours attribués par ceux qui les indiquent à la perfection du procédé mis en usage. M. Dufresse, par exemple, qui conteste, comme M. Phillips, les résultats merveilleux des autres (*Du strabisme et du bégaiement*, p. 95), n'hésite pas à ce sujet, et dit n'avoir eu, lui, sur 47 opérations que trois cas de récidive et quelques succès incomplets, ce qui ne ferait qu'un insuccès sur 16. Le même langage se retrouve encore dans la brochure de M. Josse (1), et dans celle de M. Kuh (2).

Une autre difficulté s'offrit encore dès le principe à l'esprit des hommes consciencieux. Ainsi, quand on objectait aux enthousiastes de l'opération qu'il fallait attendre avant de se prononcer sur sa valeur, ils répondaient aussitôt, soit dans les journaux, soit en amenant des malades aux académies, qu'ils venaient de la pratiquer *avec succès*. Quand on objectait que des malades opérés de la veille ne pouvaient rien prouver, ils publiaient partout qu'on ne voulait pas de l'opération, qu'on la repoussait d'une manière absolue. Il

(1) *Considérat. sur l'opér. du strab.* 1841.

(2) *Ann. d'Oculist.*, t. VII, p. 44.

convient même pour l'édification de l'histoire de rappeler ici nos premiers débats à ce sujet. Un jeune opérateur vint montrer à l'Académie de médecine un de ses malades opéré de l'avant-veille. Je fis remarquer « que de tels faits ne prouvaient absolument rien ; que tous les malades opérés par nous auraient pu être ainsi montrés le surlendemain, puisque leurs yeux s'étaient maintenus droits pendant une ou plusieurs semaines; que ce n'était pas, en conséquence, au bout de quelques jours, qu'il pouvait être permis de dire que l'opération du strabisme avait réussi; enfin qu'il fallait attendre pour en juger les résultats. » Or, ce langage, consigné dans la *Gazette medicale* (page 800) d'une manière assez exacte pour le fond, n'empêcha point le rédacteur en chef de ce journal de me donner, page 786, comme un adversaire de l'opération !

« Au demeurant, lui répondis-je, je ne conteste ni la valeur de la méthode, ni la constance des guérisons obtenues à son aide, en Allemagne, en Russie, en Belgique, en Angleterre ou entre vos mains. Ce n'est point sur ce terrain que j'ai placé la question. J'ai dit et je répète :

« 1° Qu'aujourd'hui l'innocuité de l'opération du strabisme est trop bien démontrée pour qu'il soit utile, *d'un intérêt purement scientifique*, de présenter aux académies des malades opérés depuis quelques jours ;

« 2° Que chez tous les sujets opérés par moi, le redressement de l'œil s'est effectué sur-le-champ, s'est maintenu pendant huit, quinze, vingt, trente jours;

« 3° Que, pour éclaircir ce point intéressant de pratique chirurgicale, il n'y a dorénavant qu'un seul moyen, c'est de faire constater l'existence, la nature du strabisme avant l'opération, et de montrer ensuite les malades guéris au bout de trois mois.

4° Enfin, que des annonces pompeuses de succès dans les feuilles politiques le lendemain de l'opération, ne sont propres qu'à discréditer notre profession, qu'à favoriser l'extension du charlatanisme. »

C'est au mois de décembre 1840 que je m'expliquais ainsi. Alors les faits qu'on m'opposait s'élevaient à dix-huit. L'auteur convenait n'avoir obtenu qu'un succès sur ses quatre premiers essais; les rédacteurs de l'*Esculape* (1) n'en indiquaient qu'un non plus sur les quatre seconds. Ce qui faisait deux sur huit. L'assurance d'un succès *à-peu-près constant* obtenu dans les dix autres cas, autorisait à soupçonner qu'il y avait eu là deux ou trois échecs : d'où résulteraient, en acceptant le tout sans contrôle, huit ou dix insuccès sur dix-huit! N'était-il pas permis après cela de dire ce qu'on vient de lire, et de se tenir sur la réserve ?

Il faut bien en convenir, l'obstination qu'une certaine classe d'opérateurs mettait et met encore à soutenir qu'ils réussissent constamment, que leurs succès tiennent à la perfection de leur procédé personnel, que si les autres réussissent moins bien, cela dépend des procédés vicieux qu'ils suivent, fait naturellement naître des doutes sur l'exactitude de pareilles assertions. Les hommes connus par des travaux estimables auraient dû, il me semble, abandonner ce langage aux industriels de la profession, et ne pas se prononcer aussi prématurément.

En présence de l'empressement avec lequel les opérateurs ambulans annoncent leurs succès, l'un à Versailles, l'autre à Lunéville, à Boulogne, à Arras, à Lille, un troisième à Périgueux, à Bordeaux, un quatrième à Besançon, à Marseille,

(1) 14 octobre 1840, p. 87.

un autre à Nancy, dans les différentes villes de France; en vue de l'ardeur avec laquelle ces messieurs s'affichent dans les feuilles publiques des départemens, jusque dans le *Moulin à vent;* font retentir les feuilles politiques de Paris de leurs prouesses d'Afrique, ainsi que le tintement de la *tabatière dorée de Goritz*, ou remplir pendant tout un mois la *Presse de Seine-et-Oise* de guérisons *immanquables*, peut-on, je les en fais juges, se défendre de préventions légitimes, peut-on recevoir avec confiance le dire de pareilles gens!

Forcé d'examiner par moi-même leurs faits et de voir comment ils entendent les guérisons, je puis affirmer qu'à Paris, j'ai vu des individus opérés par eux loucher en dehors après avoir louché en dedans, loucher encore quoiqu'ils eussent été opérés deux fois, avec des exophthalmies, des éraillures de paupière, des dénudations énormes de l'œil et tout ce qui a été rencontré dans la pratique des chirurgiens ordinaires. Ajouterai-je que ces accidens m'ont été offerts surtout en grand nombre parmi les malades de ceux-là précisément qui ont le plus abusé de la publicité, des feuilles politiques en particulier!

C'est déjà quelque chose d'assez malheureux sans doute que de voir des hommes habiles, d'ailleurs, compromettre ainsi la dignité de la profession médicale. Mais il en est résulté un autre malheur, un discrédit notable déversé sur l'opération en elle-même. Après avoir joui d'une vogue inouïe, cette opération est devenue à Paris comme ailleurs l'objet de défiances sérieuses. En effet, les gens du monde, ayant vu chaque jour dans les journaux que le redressement des yeux était simple, facile, exempt de toute espèce d'inconvénient, constamment suivi de succès, ont fini par le croire d'abord et sont accourus en foule sous l'instrument des opérateurs. Comme la vérité n'avait pas été dite là-dessus, le temps, n'a pas tardé à laisser voir les faits tels qu'ils existent réellement. Dès-lors le public, reconnaissant que bon nombre de louches opérés n'étaient pas guéris, ou n'avaient fait que changer de difformité, s'est aperçu qu'on l'avait trompé. Passant aussitôt d'un excès de confiance à un excès de défiance, il ne veut plus croire même à l'efficacité pure et réelle de l'opération; aussi, maintenant beaucoup de louches, qui pourraient guérir, se résignent-ils à garder leur difformité.

Une ressource reste cependant à la science, c'est de faire abstraction des résultats équivoques annoncés avec tant de fracas, et de ne juger la valeur de l'opération du strabisme que d'après les observations d'hommes étrangers à tout tripotage d'industrie, d'appel aux cliens. A Paris, on a vu M. Guersant fils, M. Jobert, M. Bouvier, entre autres, dire franchement ce qui s'est passé sous leurs yeux. Le travail de M. Boinet (*Du strabisme et de son traitement*, 1842) est un spécimen précieux sous ce rapport. Il en est de même du livre de M. Bonnet de Lyon, où tout est indiqué avec les caractères de la plus parfaite bonne foi. Appréciant l'opération d'après ce qui s'est passé dans ma pratique, j'arriverai à des résultats qui ressemblent beaucoup plus à ceux indiqués par ces derniers auteurs, qu'à ceux des opérateurs qui disent avoir toujours réussi; l'on verra de la sorte si je ne me trompe, que sans être à l'abri de certains inconvéniens dont il est impossible qu'une opération quelconque soit absolument dépourvue, la myotomie oculaire n'en est pas moins une opération importante, qui restera dans la pratique, qui fait honneur à l'esprit humain, et dont l'organe de la vue retirera le plus grand fruit dans l'avenir.

Pour ne plus avoir de désappointement en ce sens, il suffira de diviser les hommes qui écrivent sur le strabisme en deux catégories; les uns qui n'en parlent, dit M. Fleussu (*Annales d'Oculistique,* 1er supplément, p. 200), que pour *allécher les cliens;* les autres qui s'en occupent, dans le but sincère d'éclairer leurs confrères, d'enrichir la science, de perfectionner la pratique. Que les médecins qui n'opèrent pas cessent de favoriser les premiers, en leur procurant des malades; que les hommes de science ne tiennent point compte de pareils travaux, et ils cesseront d'être dangereux. Les hommes honorables qui se sont écartés un instant de la bonne voie y rentreront bientôt, et la chirurgie, un moment déviée de sa route, à cette occasion, reprendra le chemin de ses véritables progrès.

ARTICLE II.

NOTIONS ANATOMIQUES.

Comme il serait impossible d'apprécier convenablement la valeur respective des méthodes opératoires, ou des procédés qui s'y rapportent, sans tenir compte des tissus qui remplissent l'orbite, il faut, avant tout, dire un mot de la conjonctive, du globe oculaire, des muscles de l'œil et du tissu cellulo-fibreux qui forme une gaîne plus ou moins complète à chacun de ces organes.

Avant qu'on parlât du strabisme, les chirurgiens s'étaient à peine occupés des aponévroses de l'orbite. Depuis, au contraire, que la myotomie oculaire est mise en pratique, des recherches nombreuses ont été entreprises à ce sujet. Des toiles, des gaînes, de forme, de densité, d'épaisseur, en nombres et à formes variés, ont été décrites avec un soin, des détails qui semblent ne plus rien laisser à désirer.

Ainsi qu'il arrive presque toujours lorsqu'un objet qui vient d'éveiller l'attention semble acquérir de l'importance, tout a d'abord semblé nouveau à cette occasion. L'histoire apprend néanmoins que divers auteurs anciens avaient aperçu ce qui existe de fibro-celluleux dans l'orbite. Galien connaissait les toiles ou les enveloppes cellulaires des muscles de l'œil ; il est certain du moins que Zinn les a décrites avec quelque soin dans le dernier siècle, après Colomb, Casserius, Riolan (Hélie, *Thèse,* Paris 1841). C'est à Tenon cependant qu'on doit le premier article étendu qui ait été consacré aux aponévroses de l'œil (1). Depuis le Mémoire de ce dernier anatomiste, Mémoire lu à l'Académie des sciences, le 29 fructidor an XIII, les ouvrages classiques en avaient si peu tenu compte, et le silence, soit des chirurgiens, soit des anatomistes, avait été si complet là-dessus, qu'il n'en était plus question du tout en 1839, malgré l'essai de M. G. Briggs, publié en 1835 (Boinet, *Journal des connaissances médico-chirurgicales*, janvier 1842, p. 9).

La question du strabisme devait naturellement ramener les idées sur ce sujet. Aussi, a-t-on vu M. Lucas, de Londres (2), M. Bonnet, de Lyon (3), M. Guérin (4), M. Dufresse (5), M. Hélie (6), M. Boinet reprendre la question dans tous ses élémens et donner chacun une description nouvelle des aponévroses de l'orbite.

(1) *Mémoire sur l'anatomie, la pathologie et la chirurgie*, etc. Paris, 1806, t. I. p. 193.

(2) *Du strabisme ;* Londres, 1840.

(3) *Des sections tendineuses*, etc., Lyon, 1841, p. 1.

(4) *Gazette médicale.* 1842, p. 12, 97.

(5) Brochure citée, p. 32, 40.

(6) *Thèse,* Paris, 1841.

Au lieu de trouver étrange que des toiles aussi multipliées ne fussent point mentionnées par les anatomistes, les auteurs que je viens de nommer auraient dû comprendre que l'état antérieur de la chirurgie, en ce qui concerne l'orbite, ne permettait pas qu'il en fût autrement. En effet, les lamelles, les gaînes dont il va être question n'offrent qu'un médiocre intérêt, eu égard aux opérations qui se pratiquaient, soit sur l'œil, soit dans la cavité orbitaire, non plus qu'aux maladies diverses susceptibles de s'établir là. Rien donc ne portait à tenir sérieusement compte des recherches de Zinn ou de Tenon. S'il n'en est plus de même aujourd'hui, c'est que la section des muscles de l'œil rend indispensable la connaissance des étuis fibro-celluleux qui les entourent, des lamelles diverses qui les unissent ou les séparent.

Toutefois, le mécanisme et la distribution de toutes les parties contenues dans l'orbite n'ont rien que de très simple et n'offrent point cette complication dont quelques modernes se sont plus à l'entourer.

§ Ier. *Muscles de l'orbite.*

Des sept muscles contenus dans l'orbite, il n'y en a que six, comme on sait, qui servent au mouvement de l'œil, qui puissent jouer un certain rôle dans la question du strabisme. Tous, insérés, au fond de la cavité osseuse où ils se confondent avec le périoste autour du trou optique et sur l'un des bords de la fente sphénoïdale, se terminent, en avant, par un véritable tendon rubané sur la sclérotique, qu'ils concourent à former. Quatre d'entre eux, les quatre muscles droits, arrivent jusqu'à cinq ou six millimètres de la cornée par leur surface libre; mais leur face profonde s'arrête à trois ou quatre millimètres en arrière, de sorte que cette extrémité semblé être un peu recourbée, épaissie à la manière d'une sangsue qui se colle à la peau par son extrémité postérieure.

Le muscle grand oblique vient s'engager derrière la paupière supérieure en dedans du trou sus-orbitaire dans un anneau fibro-cartilagineux avant de se porter d'avant en arrière, de dedans en dehors sous le muscle élévateur de la paupière, afin de se fixer à la partie postérieure et supérieure du globe de l'œil. Le petit oblique se porte du côté externe du canal nasal en dehors, en arrière et en haut, entre le plancher de l'orbite et le muscle droit inférieur pour se terminer à la partie externe et postérieure de la sclérotique.

Cette distribution des muscles fait que :

1° Les quatre muscles droits, trop courts ou trop contractés, tendent à raccourcir les diamètres transverse et vertical de la sclérotique, en même temps qu'à faire proéminer la cornée, d'où une cause de myopie, d'où l'idée de diviser ces muscles, pour allonger le champ de la vision;

2° En se contractant seul ou avec prépondérance, le petit oblique tourne l'œil en dehors et en haut, ce qui lui fait jouer un certain rôle dans la production ou le maintien du strabisme externe;

3° Le grand oblique porte l'œil en dedans et en bas; d'autres fois, il vient plutôt au secours du muscle droit externe et du petit oblique dans le strabisme externe.

4° Par leur rétraction simultanée les deux muscles obliques tirent le globe de l'œil en avant. Devenant de la sorte antagonistes des quatre muscles droits, ils peuvent aussi faire bomber la cornée et produire la myopie; d'où l'idée de leur division pour remédier à cette difformité.

§ 2. *Globe de l'œil.*

Rien dans la configuration du globe oculaire ne mérite une grande attention relativement au strabisme; seulement il faut remarquer 1° que le nerf optique inséré en dedans de l'axe antéro-postérieur de la sclérotique, est sensiblement moins éloigné de la cornée en dedans qu'en dehors; d'où une des raisons *peut-être* qui rendent le strabisme interne si fréquent comparativement au strabisme externe; 2° cet organe étant composé d'une coque fibreuse, presque inerte, très peu sensible, excessivement difficile à enflammer, de plusieurs millimètres d'épaisseur, permet d'agir avec les instrumens sur sa surface externe avec la plus entière liberté et sans courir de risque sérieux.

§ 3. *Nerfs.*

Parmi les nerfs de l'orbite, il n'y a que la sixième paire et la troisième qui méritent véritablement d'être rappelées ici. La connaissance du nerf pathétique, du nerf de Willis, des nerfs ciliaires, n'a rien de spécial dans la question du strabisme. Quant au nerf optique, il faut seulement se rappeler qu'il représente l'axe de l'orbite derrière l'œil pour ne pas s'exposer à le diviser, comme il est arrivé à un orthopédiste de Paris, dans l'opération du strabisme. Le nerf de la sixième paire ne fournissant qu'au seul muscle droit externe, amènerait un strabisme interne s'il venait à se paralyser. Le malade alors pourrait tourner l'œil en haut, en bas, en dedans et n'arriverait point, même l'autre œil étant fermé, à tourner la pupille du côté de la tempe.

Les autres muscles de l'œil étant alimentés par le nerf de la troisième paire, expliquent comment une maladie de ce nerf est bientôt suivie d'un strabisme externe. Ici l'œil, fixé en dehors, ne peut se mouvoir ni en dedans, ni en haut, ni en bas, et le strabisme se complique souvent d'un abaissement plus ou moins marqué de la paupière supérieure.

Du reste, comme tous ces nerfs sont propres aux divers muscles, comme ceux du globe de l'œil viennent d'une autre source, on conçoit que l'opération du strabisme ne doive amener aucune perturbation nerveuse dans les fonctions oculaires.

§ 4. *Vaisseaux.*

Les vaisseaux de l'orbite offrent d'autant plus de volume qu'ils sont plus *éloignés* du globe de l'œil ; les *artères*, partant toutes du tronc de l'ophthalmique, situées en arrière, autour du nerf optique, sont si petites en arrivant au voisinage de la conjonctive ou de l'extrémité antérieure des muscles, que leur section, à l'endroit où les instrumens doivent porter dans l'opération du strabisme, n'expose à aucune hémorrhagie grave, n'est généralement suivie que d'un écoulement de sang très léger. En le supposant vrai, le cas d'hémorrhagie qui, sans la transfusion, eût été mortelle (1), cité en Angleterre à l'occasion d'une myotomie oculaire, ne s'explique donc que par une tendance hémorrhagique individuelle tout exceptionnelle.

Les grosses *veines* qui de l'angle interne de l'œil, des paupières et de la racine du nez, vont dans le crâne en longeant la paroi interne de l'orbite, exigent néanmoins qu'on évite de porter les instrumens de ce côté sans nécessité, et qu'on ne se rapproche pas trop de l'os ethmoïde dans l'opération qui a pour but de remédier au strabisme convergent.

(1) Phillips : *Du Strabisme*, 1841 ; Boinet : *Du Strabisme*, p. 30 ; Dufresse, p. 65.

§ 5. *Aponévroses.*

Les nerfs, les vaisseaux, les muscles, l'œil lui-même, comme la conjonctive et les couches superposées des paupières, sont tous enveloppés, tapissés de lamelles, de couches étrangères à leur propre structure. Ces tissus qu'on englobe vaguement sous le titre de *tissu cellulo-graisseux* de l'orbite, offrent une disposition en apparence très compliquée et pourtant très simple en réalité. Pour bien en comprendre l'arrangement, il faut admettre, comme j'ai essayé de l'établir dans mon *Anatomie chirurgicale* (2e et 3e édit.) :

1° Que le tissu fibreux n'est qu'une transformation du tissu cellulaire ;

2° Que toutes les parties membraneuses et fasciculées se forment en place et non de proche en proche, comme il semble qu'une foule d'auteurs l'admettent encore, d'après le langage figuré de Bichat ;

3° Que tous les organes mobiles de l'onomie sont *coiffés*, enveloppés ou tapissés d'une couche soit celluleuse, soit fibreuse, soit fibro-celluleuse ;

4° Enfin, que l'intervalle de toutes les parties ainsi engaînées ou tapissées, est rempli de pelotons graisseux, de tissu cellulaire, lamelleux ou filamenteux.

C'est d'après une de ces grandes lois de l'organisme que tous les vaisseaux et tous les nerfs présentent une sorte de gaîne celluleuse plus ou moins dense, outre leur tunique propre ; qu'il n'y a pas de muscle ni de tendon qui ne soit entouré ou tapissé soit d'un étui, soit de plaques tantôt purement fibreuses, tantôt simplement celluleuses, tantôt cellulo-fibreuses ; qu'il en est de même de tous les viscères glanduleux ou autres, de tous les organes contenus dans les cavités splanchniques, dans la bouche, dans l'orbite.

Supposant donc que, rempli d'abord d'une simple *éponge* organique, l'orbite ait vu s'établir sur place et dans sa cavité l'œil, les muscles, les nerfs et les vaisseaux, on comprend qu'il a dû se former une poche celluleuse un peu dense moulée sur l'œil et le nerf optique, un étui légèrement aplati de même nature pour chacun des quatre muscles droits, pour les deux muscles obliques, pour le muscle élévateur de la paupière, pour chacun des nerfs et des vaisseaux. La face interne de la conjonctive, comme la face profonde du ligament palpébral, a également dû se doubler d'une couche semblable.

Les mouvemens multipliés de glissement, de renversement, d'écartement, de rotation auxquels ces diverses parties sont destinées, sont obligées, pour l'accomplissement des fonctions de l'œil, expliquent comment il se fait que toutes ces lamelles vont en s'isolant de plus en plus et s'endurcissent à la longue, de manière à revêtir tantôt les caractères du véritable tissu fibreux, tantôt l'aspect de simples lamelles celluleuses plus ou moins condensées. On voit ainsi pourquoi les prétendues aponévroses de l'orbite sont bien plus celluleuses que fibreuses dans le jeune âge et plutôt fibreuses que celluleuses à partir de l'âge adulte.

Envisagées de cette façon, les aponévroses de l'orbite sont aisées à suivre par la dissection de même que par la pensée; on peut dire qu'il y en a une pour l'œil, une pour les muscles, une pour l'orbite, une pour la conjonctive, sans parler de celles qui appartiennent aux nerfs et aux vaisseaux.

A. *Aponévrose de l'œil.*

L'*aponévrose de l'œil* prise au voisinage de la cornée représente une simple doublure celluleuse un peu dense qui enveloppe toute la sclérotique et la totalité du nerf optique. Elle se continue en avant avec l'aponévrose de la conjonctive, et, en arrière, avec le feuillet interne des gaînes affectées aux muscles. Elle est interrompue comme par autant de trous vis-à-vis de l'insertion des muscles obliques et droits. Du reste elle conserve une mobilité assez grande au moyen du tissu cellulaire très fin de sa face interne, pour qu'il soit possible de la détacher de l'œil à la manière d'une bourse soit d'arrière en avant, soit d'avant en arrière.

B. *Aponévrose de la conjonctive.*

L'*aponévrose de la conjonctive* n'est également qu'une doublure, une lamelle de tissu cellulaire dense qui fortifie cette membrane, comme le fascia propria fortifie la face adhérente des membranes séreuses. Partant du pourtour de la cornée où elle se continue à angle très aigu, avec l'aponévrose de l'œil, elle se porte en arrière jusque sur la crête conjonctivale qui correspond à la rainure oculo-palpébrale. Elle se réfléchit alors d'arrière en avant pour suivre la conjonctive palpébrale et venir contracter des adhérences avec le bord convexe du cartilage tarse, ou bien se perdre entre ce cartilage et la conjonctive, sur les glandules de Meïbomius.

C. *Aponévrose de l'orbite.*

Une autre lamelle qui semble se continuer avec la précédente ou n'en être que l'épanouissement supérieur, remonte vers la base de l'orbite comme pour tapisser la face postérieure du ligament palpébral et se recourber d'avant en arrière afin de servir de couche interne au périoste qu'elle tapisse dans toute son étendue, de manière à transformer l'orbite en une cavité complètement fermée en avant et en arrière, où l'aponévrose dont je parle se continue avec celle des muscles.

D. *Aponévrose des muscles.*

Les étuis fibreux au plutôt celluleux un peu denses et lamellés du système musculaire de l'orbite sont représentés par de petites gaînes inégales, aplaties, adhérentes aux muscles et qui se continuent toutes entre elles sous forme de membranes étalées d'un muscle à l'autre. Toutes ces gaînes, formées d'une lame externe et d'une lame interne arrivent à la sclérotique, se continuent avec l'aponévrose de l'œil qui vient se joindre à l'aponévrose de la conjonctive en avant, avec l'aponévrose du même organe qui se porte en arrière vers le nerf optique ; celle des muscles obliques se perd également dans l'aponévrose de l'œil. Il en résulte, comme l'a vu M. Guérin (*Gazette médicale,* 1842, pag. 84), une espèce de loge, due à l'épanouissement en entonnoir de chacune de ces gaînes pour l'insertion de chaque tendon des muscles indiqués.

Quant à la gaîne du muscle élévateur de la paupière supérieure, elle vient se confondre en avant, par en haut et par en bas, avec l'aponévrose palpébrale plutôt qu'avec l'aponévrose de la conjonctive.

Il résulte de là que les muscles obliques semblent avoir labouré les toiles aponévrotiques qui vont d'un bord à l'autre des muscles droits, et emprunté à ces derniers une partie de leur propre gaîne dans leur point de contact ou de croisement.

Sur tout le blanc de l'œil, l'aponévrose de la conjonctive, reste en contact, quand on regarde en avant, avec la portion antérieure de l'aponévrose oculaire et une certaine étendue de l'aponévrose musculaire. Mais selon que l'œil se tourne plus ou moins dans un sens ou dans l'autre, ce contact diminue, disparaît même tout-à-fait d'un côté, pendant qu'il augmente d'autant du côté opposé. Entre l'aponévrose de l'œil et les muscles droits, il n'y a, en arrière, que de la graisse, des filamens celluleux, des vaisseaux et des nerfs. Il en est de même entre les muscles obliques et les muscles droits, entre le muscle élévateur et tous les autres, entre tout le système musculaire de l'œil et l'aponévrose de l'orbite.

Nulle part, du reste, le système fibro-celluleux de la cavité orbitaire n'est aussi dense, aussi complet qu'à l'endroit où les tendons des muscles droits abandonnent leur tissu charnu pour s'insérer à la sclérotique sous le cercle oculo-palpébral de la conjonctive, qui semble être retenue là par l'ouverture d'une grande bourse analogue à celle qui fixe le cul-de-sac péritonéal du petit bassin aux aponévroses du périnée ou de la prostate.

ARTICLE III.

MÉTHODES OPÉRATOIRES.

La disposition anatomique de l'œil et de ses annexes étant établie, il sera facile de se rendre compte des méthodes, des procédés opératoires imaginés pour remédier au strabisme, et de prévoir l'importance relative des diverses modifications déjà introduites dans la pratique, sous ce rapport.

§ 1. *Méthode de Stromeyer.*

La première de ces méthodes est ainsi décrite par le chirurgien de Hanovre :

« D'après des expériences faites sur le cadavre, je puis, dit M. Stromeyer, recommander le procédé suivant dans le cas de strabisme convergent de nature spasmodique. On couvre l'œil sain, et l'on recommande au malade de porter l'œil louche aussi loin que possible en dehors. L'opérateur implante alors dans la conjonctive vers la limite interne du bulbe un petit crochet double qu'il remet aussitôt à un aide pour tenir l'œil en dehors. Armé d'une pince, le chirurgien soulève ensuite la conjonctive et y fait une section verticale avec la pointe d'un couteau à cataracte, de manière à ouvrir l'orbite au côté interne du bulbe. En ce moment l'aide tire le globe oculaire encore plus en dehors, ce qui fait paraître aussitôt le muscle droit interne. Ayant glissé une petiteson de au-dessous de ce muscle, on le coupe avec des ciseaux courbes ou avec le même couteau qui a servi à faire la section de la conjonctive.

« L'opération achevée, on fait des fomentations froides, et l'on donne une dose d'opium. On devrait plus tard tenir l'œil sain fermé pendant un certain temps, afin que les mouvemens de l'œil opéré se rétablissent par l'exercice. »

J'ai déjà laissé entrevoir que les propositions de M. Stromeyer formaient la base de presque tous les procédés mis en pratique jusqu'à présent pour remédier au strabisme. On va voir en effet, que la description de ce praticien peut être considérée comme le tronc sur lequel les autres se seraient en quelque sorte bornés à implanter quelques branches.

On fait fermer l'œil sain, dit M. Stromeyer, et on recommande de porter l'œil malade le plus possible en dehors de la direction vicieuse qu'il occupe ; si le strabisme a lieu en dedans, on enfonce dans le côté interne de la conjonctive oculaire une érigne fine que l'on confie à un aide intelligent, qui s'en sert pour tirer l'œil en dehors. La conjonctive ayant été soulevée à l'aide d'une pince du côté du nez, on la divise au moyen d'un couteau à cataracte par une incision dans l'angle interne de l'œil. Les tractions en dehors sont augmentées jusqu'à ce qu'apparaisse le muscle droit interne. Un stylet fin est glissé sous ce dernier qu'on divise à l'aide de ciseaux courbes, ou bien avec le couteau qui a servi à inciser la conjonctive. Après l'opération on prescrit des fomentations froides et une potion opiacée ; l'œil sain est tenu fermé pendant quelque temps, afin que l'exercice puisse rétablir le mouvement normal de l'œil opéré.

M. Stromeyer n'ayant effectué ce procédé que sur le cadavre, n'est entré dans aucun détail relativement à la position des aides, au moyen d'écarter les paupières. Mais il est évident que de tels accessoires, communs à d'autres opérations qui se pratiquent journellement sur les yeux, sont généralement sous-entendus par les chirurgiens proprement dits, et ne peuvent pas changer la nature d'une méthode opératoire. Il serait donc injuste d'enlever à l'auteur le mérite de son invention par cela seul qu'on aurait complété sa description en l'appliquant à l'homme vivant.

A. *Procédé de Dieffenbach.*

M. Verhaeghe, un des premiers strabiques opérés par M. Dieffenbach, avoue que, dans son premier essai, en décembre 1839, le chirurgien de Berlin, qui se conforma de tous points aux indications de M. Stromeyer, rencontra beaucoup de difficultés, tant pour mettre le muscle droit interne à nu que pour le saisir. L'opération eut cependant un plein succès. Le procédé adopté depuis par M. Dieffenbach est ainsi présenté par le médecin belge (Verhaeghe, *Mémoire sur le strabisme*, etc., Bruges, 1841, page 41) :

L'appareil se compose d'un élévateur de Pellier, d'un crochet double, mousse, supporté par une tige mince, pour abaisser la paupière inférieure, de deux petits crochets aigus, pour harponner la conjonctive, de ciseaux courbes sur le plat, pour l'incision de cette membrane, d'un crochet mousse pour glisser au-dessous du muscle, que l'on coupe avec les ciseaux courbes, enfin d'un petit crochet aigu double réservé par l'opérateur pour les cas où l'œil se tourne convulsivement en dedans, au point de provoquer la déchirure de la conjonctive. On implante alors le crochet dans la sclérotique, afin d'être maître de l'œil : une éponge et de l'eau fraîche complètent l'appareil.

Deux aides suffisent à la rigueur, chez les adultes. Quand il s'agit d'un enfant ou d'une personne indocile, il en faut plus, mais ils peuvent être étrangers à l'art.

Le malade est placé, comme dans l'opération de la cataracte, sur une chaise vis-à-vis d'une fenêtre bien éclairée ; l'opérateur s'assied sur une chaise un peu plus élevée, en avant et un peu de côté pour ne pas se cacher la lumière. Un des aides, situé en arrière, fixe la tête du malade contre sa poitrine. Le chirurgien place l'élévateur de Pellier sous la paupière supérieure et le donne à l'aide dont il vient d'être question. L'abaisseur de la paupière inférieure est tenu par un autre aide placé en avant et qui surveille en même temps les mains du malade. On recommande à celui-ci de porter l'œil au dehors pendant qu'on ferme l'autre. Le petit crochet aigu est implanté dans la conjonctive près de la caroncule lacrymale; le chirurgien implante sont second crochet dans la conjonctive près de la cornée et le tient lui-même de la main gauche. Pendant que la conjonctive est ainsi soulevée en forme de pli, l'opérateur armé des ciseaux courbes, y fait une section et divise ainsi à petits coups les autres tissus jusqu'à ce que le muscle soit à nu.

Il dépose alors les ciseaux et prend le crochet mousse, qu'il glisse entre la sclérotique et le muscle pour finir l'opération, il ne s'agit plus que de couper celui-ci sur le crochet mousse, ce qui se fait avec les ciseaux qui ont déjà été employés.

On fait ensuite quelques lotions d'eau froide pour enlever le sang et on engage le malade à ouvrir les deux yeux, pour voir s'ils sont convenablement redressés.

Si l'on en croit M. Verhaeghe (page 59), le procédé de Dieffenbach différait essentiellement de celui de Stromeyer. Mais en y regardant avec quelque attention, on reconnaît bientôt qu'il n'y a que de faibles nuances entre ces deux opérations. Comme Stromeyer, Dieffenbach ferme l'œil sain et fait porter l'œil louche en dehors, accroche la conjonctive avec une érigne et divise le muscle soit avec un petit couteau, soit avec des ciseaux, après l'avoir isolé au moyen d'un stylet ou d'un crochet mousse. La seule différence qui mérite d'être notée, c'est que, au lieu de saisir pour la tendre, la conjonctive près de la caroncule lacrymale avec une pince, comme M. Stromeyer, M. Dieffenbach emploie une seconde érigne. Quant à l'écartement des paupières, il est clair que ce ne peut pas être là un temps de l'opération, une invention dans le manuel opératoire.

B. *Procédé de M. Cunier.* (1)

En Belgique, presque tous les chirurgiens, MM. Van-Rosbrooeck, de Meyer, Claeysens, s'en sont tenus au manuel opératoire décrit par M. Stromeyer. Cependant M. Cunier, qui, l'un des premiers, si ce n'est le premier, a pratiqué l'opération du strabisme, a modifié sur plusieurs points cette opération. Comme Stromeyer et comme Dieffenbach, il couvre l'œil sain, fait asseoir le malade au devant duquel il s'assied lui-même, fait soulever l'une des paupières avec l'élévateur de Pellier ou le spéculum de Lusardi. D'autres fois il place deux crochets mousses, un sur l'extrémité de chaque paupière vers l'angle où l'œil tend à se tourner. Une érigne double est aussitôt enfoncée sur la sclérotique à travers la conjonctive et confiée à un aide qui s'en sert pour tirer l'œil en dehors. Soulevant ensuite la conjonctive, l'opérateur incise cette membrane de haut en bas en forme de demi-lune et dans toute la largeur correspondante au muscle. Le lambeau de la conjonctive étant décollé, M. Cunier glisse la branche boutonnée de petits ciseaux courbes sur le plat au-dessous du muscle qu'il divise d'un seul trait.

Ainsi l'érigne double implantée dans la sclérotique, l'emploi du spéculum de Lusardi, des crochets mousses pour écarter l'angle des paupières, une large incision en demi-lune, une lame de ciseaux boutonnée en place du crochet pour soulever le muscle à diviser, distinguent en réalité le procédé de M. Cunier, des procédés de M. Dieffenbach et de M. Stromeyer.

Maintenant ce procédé vaut-il mieux que celui des chi-

(1) *Myotomie appliquée au traitement du strabisme*, etc., Bruxelles, 1840, et *Ann. d'oculiste, juin*, 1840.

rurgiens allemands? le respect dû à la vérité m'oblige à répondre que non. Les autres chirurgiens qui ont pratiqué l'opération du strabisme en Belgique, tel que M. Crommelinck, n'ayant manifesté aucune prétention au perfectionnement des méthodes opératoires, je suis dispensé d'examiner ici la manière dont ils s'y sont pris pour redresser les yeux louches. M. Cunier a d'ailleurs laissé ce procédé de côté depuis, pour suivre celui de M. Phillips, auquel il associe l'usage de mon blépharéirgon et la suture de la conjonctive. (1)

C. *Procédés anglais.*

Après l'Allemagne, c'est l'Angleterre qui a le plus promptement fait accueil aux opérations proposées pour remédier au strabisme. En Belgique même, où M. Verhaeghe vint donner au commencement de l'année 1841 une sorte de vogue à cette opération, on en aurait encore compté les exemples, que déjà MM. Lucas, Ferrall, Liston et d'autres en annonçaient des centaines. C'est ainsi que M. Guthrie fils en cite pour lui seul trois cent seize exemples, avant le mois d'avril 1841 (*Annales de la chirurgie française*, tome I, page 492), et que MM. Hall, Grant, Eliot, Duffin, avaient publié des brochures instructives sur ce sujet. Ajouterai-je maintenant que presque tous ces praticiens ont opéré chacun par un procédé particulier? Toutefois, comme en Allemagne, comme en Belgique, leurs procédés diffèrent si peu les uns des autres qu'il n'est pas possible de les séparer, quant au fond, de la méthode de Stromeyer.

D. *Procédé de M. Lucas.* (2)

Après avoir fait écarter les paupières et saisi la conjonc-

(1) *Annal. d'oculist.*, 1er supplém., etc., p. 271.

(2) ... Cure of strabisme, etc., 1840.

tive avec une pince, puis incisé cette membrane avec un couteau à cataracte, comme M. Stromeyer, M. Lucas porte par l'incision une érigne double pour accrocher la sclérotique et fixer l'œil. Il glisse aussitôt un stylet ou un crochet mousse sous le muscle, qu'il soulève, pour le diviser avec des ciseaux courbes; de sorte qu'il n'y a rien dans son manuel qu'on ne retrouve dans les indications données par M. Stromeyer ou par M. Dieffenbach.

E. *Procédé de M. Ferrall.*

Le malade étant assis et les paupières convenablement écartées, celle d'en haut par un élévateur, celle d'en bas par les doigts d'un aide, M. Ferrall se sert d'une érigne double, pour accrocher la caroncule, qu'il refoule en dedans.

Ayant ensuite saisi près de la cornée avec des pinces un point de la conjonctive qu'il divise avec de petits ciseaux coudés, il laisse reposer l'œil un instant; faisant écarter les paupières de nouveau, il glisse par la plaie de la conjonctive un petit crochet mousse pour soulever le tendon du muscle, qu'il divise dans un troisième temps, très près de la sclérotique avec les ciseaux angulaires.

L'érigne de M. Ferrall agit évidemment ici comme l'érigne interne de M. Dieffenbach. Plaçant sa pince en dehors, tandis que Stromeyer place la sienne en dedans, M. Ferrall a tout simplement rendu l'opération du chirurgien de Hanovre un peu plus difficile en se bornant à en déplacer deux instrumens. En substituant des ciseaux angulaires aux petits ciseaux ou au petit bistouri déjà usité, soit en Allemagne, soit en Belgique, le chirurgien anglais n'a certainement rendu *l'opération* du strabisme ni plus simple ni plus facile.

F. *Procédé de M. Liston.*

Tenant à n'avoir besoin que d'un seul aide qui est chargé de soulever la paupière supérieure avec les doigts ou avec l'élévateur de Pellier, M. Liston va saisir dans la rainure oculo-palpébrale un pli de la conjonctive avec une pince à ressort et à mors pleins qui, abandonnée à elle-même, abaisse, par son poids, la paupière inférieure. Libre de ces deux mains, le chirurgien procède dès-lors aux autres temps de l'opération par les moyens ordinaires.

Nous verrons bientôt que cette manière de faire est très défectueuse et ne mérite nullement d'être conservée dans la pratique.

G. *Procédés français.*

L'opération du strabisme n'a pas moins varié dans son manuel, en France que chez nos voisins d'outre-mer. C'est en juin ou juillet 1840, que les praticiens de notre pays ont tenté de la mettre en pratique. Effectuée d'abord au Havre par M. Huard et quelques autres, au moyen de procédés sur lesquels je ne possède aucune notion, puis à Paris par MM. Guérin (1), Roux (2) et Amussat, à l'aide de méthodes qui ont complètement échoué ou qui n'ont pas été publiées, c'est à Nancy, entre les mains de M. Simonin, que cette opération semble avoir obtenu chez nous un succès complet, pour la première fois.

H. *Procédé de M. Simonin.*

Comme M. Dieffenbach, M. Simonin (3) fait asseoir le ma-

(1) Lettre à l'Académie des sciences, 29 juin 1840.

(2) Communication à l'Institut, 20 juillet.

(3) *Du strabisme; opérations pratiquées pour la guérison*, Nancy, 1841, in-8.

lade sur une chaise, lui ferme l'œil sain, et fait soulever la paupière au moyen du ténaculum. De même que le chirurgien de Hanovre, il fait tourner l'œil louche en dehors, implante près de la cornée, dans la conjonctive, une érigne qu'il confie à un second aide ; comme M. Ferrall, ou M. Lucas, il fait abaisser la paupière inférieure par le doigt d'un aide, et saisit en dedans avec une pince, comme Stromeyer, la conjonctive, qu'il divise de haut en bas, dans l'étendue de 12 millimètres, avec un petit bistouri. Soutenant avec les pinces le lambeau conjonctival ainsi séparé, M. Simonin se sert d'un petit couteau mousse pour décoller cette membrane jusque sur le muscle, au dessous duquel il glisse le crochet mousse, et qu'il coupe avec des ciseaux, près de son aponévrose.

On le voit donc, le chirurgien de Nancy a saisi, de prime abord, ce qu'il y avait de bon dans la méthode opératoire de M. Stromeyer, complétée, régularisée par M. Dieffenbach.

I. *Procédé de M. Roux.*

Après M. Simonin et M. Guérin, c'est M. Roux, je crois, qui pratiqua le premier et publiquement en France l'opération du strabisme. Ce fut à l'Hôtel-Dieu, en juillet 1840. D'après ce que m'en ont dit des témoins oculaires, ce chirurgien suivit de tous points la méthode allemande, avec cette différence seulement que le crochet mousse dont il se servit était cannelé pour servir de guide au petit bistouri chargé de diviser le muscle. Les deux malades traités de la sorte étant restés louches, M. Roux n'accorda pas une grande confiance à l'opération du strabisme, et ne s'en est pas montré grand partisan depuis.

J. *Procédé de M. Sédillot.*

Peu de jours après moi, M. Sédillot, maintenant professeur à la Faculté de médecine de Strasbourg, pratiquant l'opération du strabisme chez un militaire au Val-de-Grâce, s'y prit de la manière suivante : au lieu de l'érigne simple de M. Stromeyer, au lieu de l'érigne double de M. Cunier, M. Sédillot se servit, pour fixer l'œil en dehors, d'une érigne à trois branches, enfoncée dans la sclérotique, et dont les crochets sont renflés à deux millimètres de leur pointe. Saisissant ensuite la conjonctive près de la caroncule avec une pince, comme Stromeyer, il employa pour soulever le muscle une spatule cannelée, comme M. Roux, et des ciseaux pour terminer l'opération, comme MM. Stromeyer et Dieffenbach (1). Le malade est resté louche.

K. *Procédé de M. Phillips.*

Au mois de novembre 1840, il régnait encore parmi les chirurgiens de Paris une grande incertitude sur la valeur de l'opération du strabisme. En regard des succès *constans* annoncés à Berlin, à Saint-Pétersbourg, à Londres même, nous voyions qu'en Belgique beaucoup de praticiens avaient échoué, et que, parmi nous, personne ne pouvait se vanter d'en avoir obtenu des résultats tout-à-fait satisfaisans. Mais un jeune médecin, M. Phillips, qui avait aidé M. Dieffenbach, qui avait lui-même pratiqué bon nombre d'opérations en Russie, étant venu en France, je m'empressai de le questionner, afin de savoir de lui jusqu'à quel point les louches de Berlin avaient été redressés, et si nos échecs devaient être at-

(1) *Gazette des Hôpitaux*, 1841, 15 septembre.

tribués aux procédés suivis par nous plutôt qu'à l'opération en elle-même.

Voici son procédé :

Un aide placé en arrière soulève la paupière supérieure avec un élévateur à manche ; un second aide se sert d'une double érigne mousse pour abaisser la paupière inférieure. Placé en face et debout, au lieu d'être assis, comme le veut M. Dieffenbach, M. Phillips accroche la conjonctive au moyen d'une petite érigne pour tirer l'œil en dehors ; cette érigne, confiée à un aide, met l'opérateur à même d'en employer une seconde pour accrocher la conjonctive du côté de la caroncule lacrymale, d'où un pli de cette membrane, qu'on divise avec le bistouri entre les deux érignes. Cette plaie est agrandie en haut et en bas avec de petits ciseaux courbes qui servent aussi à compléter la dénudation du muscle.

On glisse alors une petite curette sous ce muscle pour le séparer du globe de l'œil, puis on substitue le crochet mousse à cette curette, pour terminer par la section du muscle soulevé, au moyen des petits ciseaux courbes dont on s'est servi pour agrandir la plaie de la conjonctive.

M. Phillips a conservé en outre l'habitude d'exciser le bout antérieur du muscle divisé, afin d'être plus sûr d'en empêcher le recollement. C'est une précaution adoptée dans le principe, puis abandonnée par M. Dieffenbach. On voit donc que le procédé de M. Phillips n'est en définitive que celui de M. Stromeyer perfectionné par le chirurgien de Berlin. (1)

Témoins de l'innocuité des dissections opérées par M. Phillips, nous devînmes à Paris notablement plus hardis et nous obtînmes dès-lors de l'opération du strabisme les mêmes résultats qu'on en retirait réellement en Allemagne.

(1) *De la Ténotomie sous-cutanée*, pag. 245.

L. *Procédé de MM. Amussat et Lucien Boyer.*

Au lieu d'érigne, MM. Amussat et Boyer se servent de pinces dentées pour fixer l'œil. Un aide maintient ces deux pinces en place, pendant que le chirurgien dissèque la conjonctive avec un bistouri, coupe aveç des ciseaux droits le muscle qu'il a décollé et qu'il tient soulevé au moyen d'un crochet à écartement, crochet qui aurait été imaginé, puis rejeté par M. Dieffenbach, au dire de M. Phillips (Phillips, *Du strabisme*, page 27).

M. *Procédé de M. Baudens.*

Un jeune chirurgien militaire, qui avait d'abord essayé l'opération dont il s'agit une première fois sans succès (Phillips, ouvrage cité p. 17), l'essaya de nouveau vers la fin de décembre 1840, et crut en quelque sorte l'avoir imaginée, lui, qui arrivait le cinquantième pour montrer qu'elle était praticable! Son procédé ne différant du reste de celui de M. Dieffenbach que par plus de difficultés et une perfection moindre, ne mérite pas d'être noté.

N. *Autres procédés.*

Il ne nous reste en conséquence à mentionner que les modifications dues à M. Dufresse (*Du strabisme et du bégaiement*, Paris, 1841), à M. Boinet (*Journal des connaissances médico-chirurgicales*, mars 1842), et à M. Bonnet (1). M. Dufresse a transformé le crochet mousse qui sert à soulever le muscle en un crochet plat légèrement tranchant. Saisir du même coup entre les mors de la pince la conjonctive et le muscle, couper le tout entre les deux pinces, enlever une portion des tissus ainsi divisés, sont des précautions qui,

(1) *Des sections tendineuses et muscul.*, etc., Lyon, 1841.

comme je le dirai tout-à-l'heure, font essentiellement partie du procédé que j'ai adopté en décembre 1840, et que l'auteur m'a empruntées. M. Bonnet fixe l'œil avec des pinces et coupe le muscle avec un petit couteau (*Sect. tend. et muscul.*, etc., p. 97-100).

O. 1er *Procédé de l'auteur.*

Quelques Chirurgiens de Paris n'ayant obtenu aucun succès de leur première tentative, il n'était plus guère question de ces opérations, lorsque m'étant mis à les essayer de mon côté en août et septembre 1840, à l'hôpital de la Charité, je consacrai mes leçons du 11 et du 12 septembre à les discuter, à montrer sur deux malades les avantages du procédé auquel je m'étais arrêté alors et dont il n'a été donné qu'une description incomplète dans la *Gazette des hôpitaux* (17 septembre 1840). Fondé sur une manœuvre qui me parut très simple, et que je n'avais entrevue dans aucun des procédés préalablement décrits, ce procédé s'exécute ainsi :

Assis sur une chaise, ayant les paupières écartées par l'élévateur de Pellier et un triple crochet mousse, le malade est engagé à tourner l'œil dévié autant que possible en dehors ; une petite érigne double, enfoncée jusque dans la sclérotique, comme le veut M. Cunier, est donnée à un aide si on opère sur l'œil gauche, ou tenue par l'opérateur, s'il s'agit de l'œil droit. Avec une autre érigne, de mêmes dimensions mais un peu moins courbe et plus mousse que l'érigne dont on se sert pour exciser les amygdales, je vais chercher le muscle à travers la conjonctive, de manière à le saisir de haut en bas aussi profondément que possible en contournant le globe de l'œil, pour le ramener en avant sous forme de corde avec la main droite dont j'élève assez fortement le poignet. Arrivé à ce point, un petit couteau courbe, ayant de l'analogie avec une serpette ou un canif, me sert à diviser du même coup toute l'épaisseur de la corde soulevée par le crochet, et qui se trouve composée du muscle rétracté, de son enveloppe fibro-celluleuse et de la conjonctive.

En se comportant de la sorte, l'opération est extrêmement rapide, n'exige aucune espèce de dissection, et ne laisse qu'une très petite ouverture à la conjonctive ; aussi les malades furent-ils promptement guéris de leur plaie et à l'abri de toute réaction inflammatoire dans les yeux. Cependant, de dix malades que j'opérai ainsi en septembre, octobre et novembre, il n'y en eut que trois dont les yeux restèrent complètement droits. Chez quatre d'entre eux le strabisme se reproduisit bientôt aussi intense qu'auparavant ; un des autres resta beaucoup mieux sans être parfaitement guéri, et l'amélioration des derniers laissait beaucoup à désirer. Nous verrons plus tard la cause de ces insuccès et les modifications que j'ai fait subir à mon procédé.

P. *Procédé de M. Andrieux.*

Pour rendre mon procédé encore plus simple, M. Andrieux (*Gazette des Hôpitaux*, 1840, p. 448, sept.), proposa de transformer mon érigne en un crochet tranchant, afin de couper les tissus en les soulevant et en les accrochant : une *érigne* double à pointes tranchantes, implantée dans la sclérotique lui sert à fixer l'œil.

Q. *Deuxième procédé de l'auteur.*

Voyant M. Phillips opérer sur le cadavre, je compris aussitôt qu'en l'imitant on pouvait espérer de réussir là où nous avions complètement échoué. En effet, remarquan qu'il divisait la conjonctive et tous les tissus contenus dans l'orbite sur le tiers au moins de la surface du bulbe de l'œil, je devinai que, chez mes opérés, des lamelles nombreuses détruites par M. Phillips devaient être restées en place. Pour mon compte, je n'eusse jamais osé, de prime abord, dénuder aussi largement la sclérotique, et effectuer une dissection aussi étendue, aussi profonde dans l'orbite.

Par le procédé que j'ai indiquée plus haut, il m'eût été possible sans doute, ainsi que je l'ai souvent fait depuis, d'agir aussi largement; mais je m'en étais gardé avec un soin extrême ; je m'étais surtout attaché à ne trancher la conjonctive et les autres tissus que dans une fort petite étendue. La crainte de voir une inflammation phlegmoneuse s'établir dans l'orbite ne me permettait pas d'aller plus loin. M. Phillips nous ayant affirmé que les suites d'aussi vastes dénudations, d'un délabrement qui m'eût effrayé sur le vivant, étaient extrêmement simples, n'entraînaient aucun accident sérieux, ayant en outre bientôt démontré la vérité de ses assertions en opérant sur les malades, changea la direction des esprits parmi nous, et la question prit aussitôt une nouvelle face. (V. *Du bégaiement et du strabisme*, Paris, 1841.)

Rassuré sur les suites des grandes dénudations du globe de l'œil, par ce que je venais de voir du manuel de MM. Dieffenbach et Phillips, je me hasardai bientôt à modifier mon procédé primitif de la manière suivante :

Le malade, assis sur une chaise, a la tête maintenue par un aide et les paupières écartées par l'un des moyens connus, ou à l'aide d'un *bléphareirgon*. Debout et en face de l'œil à opérer, je saisis avec une pince à griffe un large pli de la conjonctive et l'*attache du muscle lui-même à la sclérotique* pour fixer l'œil et l'attirer en dehors.

S'il s'agit de *l'œil droit*, je maintiens moi-même cette pince de la main gauche; puis, avec une autre pince plus forte, également armée de griffes, je vais embrasser plus profondément le corps du muscle et la conjonctive, afin de le soulever et de le tendre. Cette dernière pince est aussitôt confiée à un aide. Avec de petits ciseaux à pointe mousse, droits ou légèrement courbes sur le plat et tenus de la main droite, je divise toute la bride contenue entre les deux pinces.

Si le muscle a été convenablement saisi et embrassé d'abord, l'opération peut être ainsi terminée d'un seul coup. Ordinairement néanmoins et avant de rien lâcher, il convient de reporter les ciseaux sur le fond de la première plaie, pour mettre nettement la sclérotique à nu. Il convient en outre de glisser l'une des lames de l'instrument entre la sclérotique et l'aponévrose oculaire pendant que l'autre reste sur la face externe de la conjonctive, afin de détruire toutes les adhérences de l'œil, d'abord par en haut, ensuite par en bas, dans l'étendue d'environ deux centimètres. Tout cela se fait à l'aide de mouvemens de va et vient qui décollent les tissus avant de les diviser et sans abandonner les pinces qui tiennent toujours les deux points opposés de la plaie solidement tendus.

Le bec des ciseaux fermés, glissé en haut et en bas, d'arrière en avant, fait l'office du crochet mousse, permet de s'assurer qu'il existe encore ou qu'il n'existe plus d'adhérences entre le globe de l'œil et les tissus voisins. On voit d'ailleurs à l'aspect lisse, blanc, régulier de la sclérotique, si cette membrane a été convenablement dénudée. Par un dernier coup de ciseaux, je termine ordinairement l'opération en excisant la portion de tissu saisie par la première pince, et qui est constituée par un lambeau de conjonctive joint au tendon du muscle rétracté.

R. *Variantes du procédé.*

Pour plus de sécurité, pour peu que l'on conserve quelques doutes, je glisse le petit crochet mousse à la surface de l'œil sur toute sa moitié interne, afin de montrer qu'aucune adhérence ne persiste de ce côté. Jusque-là le sang coule en si petite quantité que je me dispense généralement de faire laver, d'éponger, de nettoyer l'œil. Ayant lâché les paupières et enlevé les pinces, quelques lavages, une abstersion modérée deviennent au contraire d'un emploi presque inévitable.

Quand j'opère sur *l'œil gauche,* je place la première pince avec la main droite, puis je la confie à un aide. Je tiens moi-même au contraire de la main gauche, la pince qui embrasse et soulève profondément le corps du muscle, pendant qu'avec la main droite armée de ciseaux, je procède à la section des parties et au reste de la manœuvre opératoire.

Tel est le procédé que je mets à-peu-près exclusivement en pratique depuis le mois de décembre 1840, et que j'ai employé plus de deux cents fois.

Les *instrumens* dont j'ai besoin se réduisent rigoureusement à trois. Le *bléphareirgon* en fil de fer, la pince à griffe et les ciseaux mousses. Dans les cas ordinaires une demi-minute suffit pour l'opération. Ce procédé, d'une extrême simplicité, d'une certitude que je n'ai retrouvée dans aucun autre, offre d'ailleurs toute facilité, toute liberté pour opérer à droite, à gauche, en dedans, en dehors, en haut, en bas, pour diviser les tissus dans un aussi petit espace et dans une aussi grande étendue qu'on peut le désirer, que les circonstances peuvent l'exiger. L'impuissance que lui attribue M. Boinet (*Du strabisme*, etc. p. 36-40), quand le muscle, couvert de tissu cellulaire, est enfoncé comme chez les enfans, quand le muscle n'est pas coupé d'abord, quand il y a récidive, n'est pas réelle.

Nul doute que l'écartement des paupières ne puisse être opéré par le doigt des aides, par le spéculum de Lusardi, par les divers élévateurs antérieurement connus, par les élévateurs et abaisseurs à manche de MM. Dieffenbach ou autres, par les pinces plates de M. Liston, comme par les dilatateurs du coutelier Charrière et de M. Cunier. Mais le petit instrument imaginé par M. K. Snowden, et dont celui de M. Furnari diffère à peine, est sans contredit, tel que je l'ai modifié, ce qu'il y a de plus simple, de plus commode et de plus sûr. Cet instrument, en fil de fer élastique, se place sans difficulté et tient les paupières parfaitement écartées en occupant si peu de place qu'il laisse au chirurgien toute la liberté désirable pour agir sur l'œil.

A son aide, il est très facile de pratiquer seul l'opération du strabisme, puisque quand il est placé, le chirurgien peut embrasser, soulever la conjonctive et le muscle au moyen d'une bonne pince à griffe, puis couper le cordon isolé de la sorte avec les ciseaux que conduit l'autre main. On verra la preuve de ce fait dans le procédé de M. Daviers. On accuse à tort le bléphareirgon (Boinet, *Du strabisme*, p. 25) de pouvoir comprimer l'œil, et il ne cause pas plus de douleur que l'élévateur de Pellier? On peut d'ailleurs l'appliquer sur la peau comme sur la conjonctive.

Les *pinces* sont infiniment préférables aux érignes. Celles dont je me sers sont fortes et courtes à-la-fois ; elles se terminent par des crochets de deux millimètres de longueur au nombre de deux pour l'une des branches et d'un seul pour l'autre. Ils sont disposés de manière à s'engrener solidement, et les branches qui les portent restent légèrement écartées en arrière, pour que la pression la plus forte ne puisse pas les ramener au contact, ne puisse pas détruire le croisement de leur bec, ni agir en mâchant sur les tissus qu'elles embrassent.

Avec la première de ces pinces, conduite à la surface de l'œil jusqu'au niveau du point où le tendon de chaque muscle vient se perdre dans la sclérotique, on embrasse après l'avoir ouverte et en pressant un peu brusquement contre le globe de l'œil pendant qu'on la ferme, la conjonctive, l'aponévrose conjonctivale, l'aponévrose musculaire et le tendon lui-même d'une manière certaine. Maître de l'œil par cette manœuvre, on l'attire à soi, on le porte en dehors, en haut, en bas, selon le besoin, sans craindre l'indocilité, les mouvemens involontaires du malade, sans avoir à redouter les déchirures, les lacérations auxquelles exposent les petites érignes, soit simples, soit doubles, soit triples que d'autres praticiens implantent, soit dans la conjonctive seule, soit sur la conjonctive et la sclérotique en même temps.

La seconde pince, un peu plus forte et plus longue que la précédente, offre d'ailleurs exactement la même forme. Il importe d'en glisser les deux branches écartées dans le fond de la rainure oculo-palpébrale jusqu'au-delà de l'axe transversal de l'œil et en l'inclinant, comme si l'on voulait atteindre le nerf optique ; de cette manière, on est sûr, en la fermant, en rasant la sclérotique, d'embrasser le muscle droit dans toute son épaisseur avec les différentes lames muqueuses ou cellulo-fibreuses qui l'enveloppent naturellement, et cela, en refoulant d'un autre côté la caroncule lacrymale vers la racine du nez.

Ces pinces, qui donnent au reste de la manœuvre opératoire toute la fixité, toute la sécurité possibles, ont encore un avantage incontestable. Avec elles, les tissus sont si bien embrassés, que les vaisseaux qu'on divise se trouvent comprimés d'avance, et que toute la section des tissus s'effectue pour ainsi dire à sec, que le sang ne coule, à proprement parler, que quand on a retiré les pinces, c'est-à-dire quand l'opération est terminée.

J'ajouterai que les extrémités de la *bride* saisies d'abord par les pinces, peuvent être *excisées* sans désemparer toutes les fois qu'on le trouve utile. C'est ainsi que l'excision d'une portion du corps du muscle adoptée, puis rejetée par M. Dieffenbach, recommandée depuis par M. Simonin, par M. Phillips, par M. Bonnet, serait extrêmement facile en cas qu'on la jugeât nécessaire. L'enlèvement du pli antérieur de la conjonctive et de la terminaison du muscle à la sclérotique, enlèvement que je pratique presque toujours pour éviter un boursouflement dans ce sens, est rendu par la pince antérieure aussi aisé, bien plus aisé même que si ce lambeau devait être soulevé par une érigne.

Les *ciseaux* que j'emploie ont des lames courtes et des branches longues. J'en ai fait émousser la pointe pour mettre la sclérotique à l'abri de toute lésion sérieuse. Les ciseaux droits m'ont paru préférables aux ciseaux courbes : 1° parce qu'ils coupent mieux ; 2° parce qu'ils sont plus faciles à manier ; 3° parce qu'il n'y a rien de si aisé, en inclinant diversement la main, que de leur faire suivre le plan du globe de l'œil dans les divers temps de l'opération. A leur aide et par des mouvemens de va et vient, soit de haut en bas, soit d'arrière en avant, soit de bas en haut, on isole ou décolle les feuillets aponévrotiques, les filamens, les feuillets celluleux tout aussi bien qu'avec le crochet mousse.

Avant de m'arrêter à l'emploi de ces instrumens, je me suis livré à de nombreux *essais sur le cadavre* pour m'assurer qu'ils n'exposaient ni à déchirer, ni à couper la coque de l'œil. Pour éviter sûrement cet inconvénient, j'ai fait disposer les crochets de la pince antérieure, de telle sorte qu'ils convergent un peu l'un vers l'autre au lieu d'affecter une direction divergente. Avec cette forme, même en le faisant exprès, je n'ai jamais pu pincer la sclérotique proprement dite. Pendant qu'on ferme la pince en pressant sur l'œil, les crochets glissent en râclant, en entraînant tous les tissus mobiles, et se rapprochent, sans être arrêté par la sclérotique. Les ciseaux, étant mousses, sont portés de manière à agir en pressant et par un coup sec, lorsqu'on les ferme, du côté de l'œil sans qu'ils puissent, par leur bec, atteindre la sclérotique. Il faut au surplus en diriger le sommet comme pour gagner l'entrée du nerf optique en suivant la surface de la coque oculaire. Rien n'empêche en outre, quand on n'est pas sûr de soi de ne pas aller du premier coup jusqu'à la surface interne du muscle et de ne couper les tissus que par degrés, que petit à petit, qu'au fur et à mesure qu'on les voit se dessiner sous les yeux, comme on le ferait avec un bistouri porté d'avant en arrière.

Comme il est plus facile de diviser les brides secondaires de bas en haut que de haut en bas, il suffit de pincer d'abord les tissus plutôt au-dessous qu'au-dessus de l'axe transversal de l'œil, c'est-à-dire un peu plus près de la paupière inférieure que de la paupière supérieure ; en s'y prenant de la sorte, on ouvre la conjonctive et les aponévroses de manière à ce qu'il ne puisse échapper du muscle que par en haut. On est ainsi parfaitement à l'aise pour glisser la branche profonde des ciseaux entre la sclérotique et la couche fibro-musculaire, afin de diviser le tout jusqu'au voisinage du muscle droit supérieur, si on le trouve nécessaire.

On peut, du reste, quand l'indication s'en présente et en élevant le poignet ou en se plaçant de l'autre côté du malade, couper aussi tous les tissus par en bas, jusqu'auprès du muscle droit inférieur. Des ciseaux courbes sur le bord offriraient peut-être quelques avantages sous ce rapport.

Il y a plus, c'est que, s'il le fallait, on pourrait, sans lâcher les pinces, procéder immédiatement à la section du muscle droit inférieur, du muscle droit supérieur et même du grand oblique.

On peut, en outre, se borner d'abord à une *petite incision* de la bride tendue entre les deux pinces, puis décoller la conjonctive de l'aponévrose et du muscle, soit avec le crochet mousse, soit avec la pointe des ciseaux fermés ; décoller ensuite l'aponévrose oculaire de la sclérotique, et soulever le muscle pour couper tous les tissus fibro-celluleux ou musculaires qui séparent l'œil de la conjonctive, sans agrandir la division de cette dernière membrane. On aurait ainsi une variété de la méthode sous-conjonctivale dont j'aurai à dire un mot plus loin.

Dans quelques circonstances j'ai encore essayé d'*autres variantes* de ce procédé général. Ainsi la conjonctive et le muscle étant soulevés comme il a été dit, je me suis quelquefois servi d'une *sorte de canif* ou de petit couteau concave pour couper toute la bride en râclant la surface de l'œil, soit de haut en bas, soit de bas en haut. Dans d'autres cas, après avoir incisé la partie saillante du pli avec les ciseaux, j'ai employé le même couteau à pointe émoussée pour débrider, pour compléter la division, d'abord par en bas, ensuite par en haut, en donnant un peu moins d'étendue à la plaie de la conjonctive qu'à celle des autres lamelles. On a de la sorte un peu plus de facilité qu'avec les ciseaux pour raser la face interne et inférieure de l'œil, mais il en résulte un peu moins de solidité, de fermeté dans la manœuvre opératoire.

J'ai vu, enfin, qu'en portant une érigne légèrement émoussée profondément dans la rainure oculo-palpébrale pendant que l'œil est fixé par la pince antérieure, on accroche parfaitement le muscle, qu'un aide est dès-lors chargé de maintenir pendant que le chirurgien le divise, soit avec les ciseaux, soit avec le petit bistouri concave, comme je le pratiquais dans mon premier procédé, mais avec la précaution de débrider après coup, beaucoup plus largement que je ne le faisais alors, toutes les dépendances du muscle par en haut et par en bas.

Q. *Procédé de M. Daviers.*

Un chirurgien de l'Hôtel-Dieu d'Angers, M. Daviers, suit depuis un an un procédé qui se rapproche beaucoup du mien, et qu'il décrit ainsi dans la lettre que j'ai reçue de lui le 20 avril 1842 :

« Les paupières étant écartées par un des moyens connus, je saisis, dit-il, avec une pince-érigne, à quatre crochets, tenue de la main gauche, un large pli de la conjonctive, en ayant soin de comprendre l'aponévrose sous-conjonctivale, l'aponévrose musculaire et même quelques fibres tendineuses. Devenu maître de l'œil par cette manœuvre, je l'attire en dehors ou en dedans, selon l'espèce de strabisme, en soulevant autant que possible les parties embrassées, qui sont ensuite divisées d'un coup de ciseaux, perpendiculairement à la direction du muscle, de telle sorte que la pince reste implantée dans la lèvre antérieure ou cornéale de la division et continue à fixer l'œil. Le crochet mousse tenu de la main droite est passé sous le muscle ; puis la pince, devenue inutile, ayant été enlevée, le crochet passe à la main gauche, et la main droite, armée de ciseaux, opère la section du muscle.

« Les pinces dont je me sers sont assez fortes ; leurs crochets-érignes sont recourbés de manière qu'il soit impossible d'accrocher la sclérotique, même en le faisant exprès. Le crochet-mousse ne diffère en rien de celui de Dieffenbach. Mes ciseaux sont droits ou courbes sur le plat ; les lames sont courtes et leurs pointes sont émoussées.

« Ce procédé que j'emploie depuis plus d'un an est d'une exécution rapide et sûre, quelques soient l'œil sur lequel on opère et le muscle dont on se propose de faire la section. Il faut se placer à gauche du malade pour couper le droit externe de l'œil gauche ; on peut également se placer en face. D'ailleurs l'opérateur trouve de suite la place qu'il doit prendre pour être à son aise.

« Le principal avantage de ce procédé est de permettre d'opérer sans aide, si l'on se sert de votre blépharéirgon en fil de fer, ou avec un seul aide si l'on emploie un abaisseur et un élévateur des paupières. »

§ 2. *Procédés de M. Guérin.*

Sous le titre de *Méthode sous-conjonctivale*, M. Jules Guérin, qui, comme on sait, s'occupe avec fruit du traitement des difformités, a institué deux procédés que je dois mentionner actuellement.

A. *Premier procédé.*

Vers la fin d'octobre 1840, M. Guérin avait pratiqué cinq fois l'opération du strabisme, en s'y prenant de la manière suivante* :

Le malade est étendu sur un lit ou sur une table matelassée. Après lui avoir fait écarter les paupières par des aides armés d'instrumens convenables, le chirurgien accroche la conjonctive près de la cornée avec une petite érigne, simple ou double, qu'il confie sur-le-champ à un autre aide, chargé ainsi de tirer l'œil en dehors. Saisissant ensuite la conjonctive près de la caroncule, entre les mors d'une large pince, il incise cette membrane, en dissèque un lambeau qu'il écarte en dedans, et met de la sorte le muscle à découvert. Soulevé avec une autre pince, le muscle est aussitôt embrassé et divisé avec des ciseaux courbes et mousses ; on réapplique sur-le-champ le lambeau de conjonctive disséquée, sur la plaie, et l'opération est terminée.

Ce procédé, qui diffère à peine du procédé de M. Ferrall, de M. Lucas, ou du procédé de M. Simonin, ne donna que des résultats peu satisfaisans. Par lui, M. Guérin n'obtint que deux guérisons tout au plus sur cinq opérés. On devine, en effet, qu'il doit entraîner les mêmes inconvéniens sans avoir tous les avantages des autres nuances de la méthode Stromeyer. Ce ne peut être, en outre, que par suite d'une préoccupation difficile à comprendre, que l'auteur ait essayé de le ranger dans la catégorie des incisions sous-tégumentaires, car, ainsi qu'on le lui a fait remarquer (1), aucune autre méthode n'exige une plus large dénudation du muscle, une plus vaste incision de la conjonctive que celle-ci.

B. *Deuxième procédé.*

Tourmenté par le besoin de débrider les tissus sous la conjonctive, d'ailleurs peu satisfait de ses premiers essais, M. Guérin s'y est pris d'une manière toute différente à partir du mois d'octobre 1840 (Lettre à l'Académie des sciences, 26 octobre 1840).

Dans ce procédé nouveau, dont le procédé de M. Andrieux et le mien, ou celui de M. Lucas, semblent contenir le germe, dont le procédé sous-cutané de M. Ammon (2) aurait donné la pensée, M. Guérin continue de faire coucher le malade; il maintient les paupières écartées et l'œil fixé de la même manière, avec les mêmes instrumens que dans le cas précédent. Cela fait, il pratique en dedans ou en dehors selon qu'il s'agit d'un strabisme convergent ou d'un strabisme divergent, une ponction de la conjonctive avec la pointe d'une lancette au-dessous du muscle à diviser. Un petit couteau convexe sur le tranchant, et coudé sur sa tige à angle presque droit sur deux points en forme de Z, est aussitôt porté par cette ponction dans la cavité de l'orbite. On s'en sert en pénétrant d'avant en arrière, et un peu de la circonférence au centre d'abord, puis de bas en haut, d'arrière en avant, et un peu du centre à la circonférence pour décoller de l'œil et l'aponévrose oculaire et le muscle raccourci lui-même. Dans un troisième temps le chirurgien présente le tranchant du petit couteau à la face interne du

(1) Boinet, *Du strabisme*, page 39.

(2) Cunier, *Myot. ocul.*, p. 107, 1840.

muscle qu'il presse et divise de dedans en dehors ou du globe de l'œil à la paroi de l'orbite pendant que la conjonctive est tirée en avant et un peu sur le côté, c'est-à-dire dans la direction même du muscle à diviser pour tendre ce dernier et faciliter l'action de l'instrument tranchant.

Un petit craquement, le sentiment d'une résistance vaincue, un petit mouvement de l'œil qui semble céder à la traction exercée sur lui, annoncent, dit l'auteur, que la section du muscle est effectuée. On retire alors le petit couteau par la piqûre de la conjonctive et l'opération est terminée sans laisser de plaie apparente entre les paupières (*Gaz. méd.* 1842, p. 148).

ARTICLE IV.

VALEUR COMPARATIVE DES MÉTHODES OPÉRATOIRES.

Sous le titre de méthodes on ne peut opposer ici que la méthode usuelle, la méthode par dissection, ou de Stromeyer, et la méthode sous-conjonctivale.

§ 1. *Méthode sous-conjonctivale.*

Disons d'abord un mot de cette dernière. Matériellement, je l'ai déjà dit, elle diffère peu du procédé de M. Lucas. L'intention de l'auteur en imaginant le nom de méthode sous-conjonctivale ne m'a pas semblé répondre à un besoin réel. Son but, en effet, paraît être de mettre à l'abri de toute inflammation, de toute suppuration, les parties qu'il faut diviser pour remédier au strabisme, et cela en opérant de manière à ne point laisser l'air se mettre en contact avec la surface traumatique. Or, il est maintenant démontré que l'opération du strabisme par les procédés ordinaires ne provoque aucune inflammation redoutable : elle n'est pas suivie non plus de suppuration sérieuse. En second lieu, l'inflammation, la suppuration, quand elles surviennent, ne doivent être ici le sujet d'aucune inquiétude véritable. On se tromperait enfin, si l'on s'imaginait que par cette méthode l'air ne pénètre pas dans la caverne créée, labourée par le petit couteau chargé de diviser les organes rétractés.

Pour ce qui concerne les suites de la méthode sous-conjonctivale, il faut bien convenir, en outre, que, si elle ne laisse point de plaie, elle entraîne par contre une infiltration de sang quelquefois assez considérable pour qu'il en résulte un boursouflement ecchymotique très prononcé de toute la conjonctive et parfois même de toute l'épaisseur des paupières.

On ne peut pas se dissimuler enfin que, toutes choses étant égales d'ailleurs de la part de la maladie, du malade et de l'opérateur, la méthode sous-conjonctivale soit en même temps plus difficile, plus douloureuse et d'un résultat moins sûr que l'autre. Nul doute qu'elle ne permette de réussir assez souvent à diviser le muscle et l'aponévrose ; mais il n'est pas permis de nier qu'en agissant à découvert on soit encore plus certain de ce que l'on fait, que quand l'instrument reste sous la conjonctive du commencement à la fin de l'opération.

Quant à ce que dit M. Guérin des avantages de la méthode sous-conjonctivale pour mettre à l'abri de toute récidive, pour prévenir un strabisme en sens opposé, pour empêcher l'écartement anormal des paupières, la saillie de l'œil ou l'exophthalmie, je suis porté à croire qu'il s'abuse étrangement. J'ai vu en effet de ces accidens chez des malades opérés par lui, comme chez ceux qui avaient été soumis aux autres méthodes. Si M. Guérin trouve la méthode sous-conjonctivale plus facile et plus rapide que l'autre, cela tient à ce qu'il ne connaît pas bien le manuel opératoire de cette dernière. Sous ce rapport, il est même tombé dans des erreurs inexplicables, au point, par exemple, de croire que la méthode usuelle exige de dix à quinze minutes pour être effectuée, et qu'elle fait naître des inflammations assez violentes pour occasioner la perte de l'œil, quand il est surabondamment démontré que, par mon procédé, et même par la plupart des autres, l'opération est généralement terminée en moins d'une minute, que, quatre-vingt-dix-neuf fois sur cent, au moins, elle ne produit aucune réaction inflammatoire digne d'être notée. Si je connaissais moins M. Guérin, je croirais, en vérité, qu'il ne charge ainsi les autres méthodes de tant de méfaits imaginaires, que pour masquer ceux qui sont en réalité inhérens à la sienne. Voulant à toute force que la chirurgie sous-cutanée, que la section sous-cutanée des tendons en particulier, ressorte des idées qu'il s'est faites de la rétraction musculaire, il s'est tenu jusqu'ici relativement au strabisme, dans un cercle d'illusions qui épuisent véritablement en pure perte sa logique et son talent.

Le seul avantage réel que présente la méthode sous-conjonctivale, est de mettre *ordinairement* les malades à l'abri d'une petite végétation rougeâtre, sorte de *polype oculaire* qui survient fréquemment sur le fond de la plaie au bout de quinze ou trente jours, quand on opère par les procédés de la méthode de Stromeyer. Toutefois la présence de cette petite végétation entraîne si peu d'inconvénient, est si facile à faire disparaître, qu'elle ne sera sans doute point suffisante pour amener la généralisation de la méthode sous-conjonctivale, qui n'a d'ailleurs été mise en pratique jusqu'ici que par son inventeur et un petit nombre d'autres chirurgiens, et qui n'empêche pas même toujours la production du polype en question. Je ne veux pas dire, néanmoins, en m'exprimant ainsi, que ce soit une méthode absolument mauvaise ; je prétends seulement qu'elle n'est pas meilleure au fond, qu'elle est pour le moins aussi dangereuse, qu'elle est certainement d'un emploi plus difficile que la méthode usuelle.

§ 2. *Méthode de Stromeyer ou par dissection.*

Convenons d'abord que, de tous les procédés imaginés pour découvrir et diviser les tissus qui entretiennent le strabisme, il n'en est aucun qui ne soit à la rigueur praticable, qui ne permette absolument de réussir. Avouons cependant que le procédé pur de M. Stromeyer n'ayant été essayé que sur le cadavre, n'est pas assez complet, assez nettement décrit pour être conservé dans sa simplicité native, que celui de M. Pauli ne doit être mentionné qu'à titre de tâtonnemens qu'il faut se hâter d'oublier ; que celui de M. Dieffenbach, complétant ce qui pouvait manquer au procédé de M. Stromeyer, est ici le procédé fondamental.

A. Soutenir que, saisir la conjonctive avec deux érignes pour la diviser, puis accrocher la sclérotique avec une érigne double pour aller décoller, soulever et couper le muscle, comme le veut M. Lucas convient mieux, c'est partir d'une illusion complète et retourner au point de départ de la méthode sous-conjonctivale. Discuter ensuite sur la question de savoir s'il vaut mieux saisir la conjonctive près de la caroncule avec une pince pendant qu'on la tient avec une érigne près de la cornée, comme le veulent M. Stromeyer et M. Lucas, ou bien s'il est meilleur d'appliquer l'érigne près de la caroncule, et l'érigne près de la cornée, comme le recommande M. Ferrall, c'est encore s'arrêter à des objets de très peu d'importance.

B. Employer une érigne simple plutôt qu'une érigne double, soit du côté de la cornée, soit du côté de la caroncule, ne mérite pas non plus un examen sérieux.

C. Ceux qui, comme M. Verhaeghe, comme M. Cunier, M. Simonin, M. Andrieux et quelques autres, fixent les *crochets* de l'érigne *dans la sclérotique*, ont l'avantage de ne produire aucune blessure grave et de maintenir l'œil plus solidement que ceux qui tiennent à ne saisir que la conjonctive avec l'érigne antérieure.

D. La *pince de M. Liston* pour abaisser la paupière inférieure ne serait acceptable que si l'on manquait d'aides et de tout instrument dilatateur convenable.

E. Avec un malade résolu, très docile, *les doigts d'aides* bien entendus suffisent assurément pour écarter les paupières. Il n'en est pas moins vrai qu'avec l'abaisseur à deux branches de M. Dieffenbach et l'élévateur de Pellier, ou bien avec quelques-uns des autres instrumens du coutelier Charrière, on éprouve moins d'embarras, on agit avec plus de liberté, plus de certitude. Les crochets destinés à écarter les paupières vers l'angle où l'opération doit être pratiquée, et que M. Cunier a vantés, seraient aussi de quelque avantage, s'ils n'exigeaient pas un plus grand nombre d'aides, s'ils ne compliquaient pas un peu l'opération. Quant au spéculum de M. Lusardi ou de M. Cunier lui-même, ils ne sont plus proposables aujourd'hui. Je n'en vois aucun maintenant qui puisse être comparé au bléphareirgon de M. Snowden. Dans mes premières opérations (*Gaz. des hôp.*, 17 sept. 1840), j'appliquais les instrumens sur la peau près des cils, et je refoulais les paupières vers le bord correspondant de l'orbite, au lieu de les mettre en dedans sur la conjonctive ; mais ce procédé, que d'autres ont imaginé ou vanté depuis, n'a pas les avantages que je lui avais trouvés d'abord. Il est moins sûr et aussi douloureux que le procédé ordinaire.

F. Opérer le *malade couché*, comme le veulent MM. Guérin et Sédillot, ne peut être préférable que dans un très petit nombre de cas. Je ne vois pas non plus qu'il y ait utilité, quand il est placé sur une chaise ou sur un sopha, de se tenir assis devant lui, comme le veut M. Dieffenbach. Tous les autres opérateurs ont bien senti que, restant debout, on est plus libre et mieux en mesure de subvenir aux divers besoins individuels de l'opération. Jusqu'ici, nous ne voyons guère de perfectionnement sensible dans le procédé primitif.

G. Je ne crois pas qu'on puisse en dire autant de la substitution des *pinces dentées* aux érignes dans le but de fixer la conjonctive, l'œil ou le muscle lui-même. C'est, je crois, M. Lucien Boyer qui a fait le premier cette substitution. N'ayant pour but que de saisir un pli de la conjonctive, il s'est d'abord servi de pinces à ressort avant d'en venir aux pinces dentées proprement dites. Avec de pareils instrumens, on est plus sûr de l'œil et des tissus saisis, moins exposé à déchirer la membrane, à labourer l'œil qu'en employant les érignes.

H. Voulant *embrasser, du même coup, et la conjonctive et le tendon du muscle*, d'une part, la conjonctive et le corps du muscle lui-même, d'autre part, j'eus bientôt besoin, non plus de simples pinces oculaires dentées, mais de pinces presque aussi fortes que les pinces à dissection ordinaires, de pinces laissant un vide de trois à cinq millimètres près de leur bec, quand elles sont fermées ; de pinces enfin qui fussent terminées par une ou deux dents solides à leur extrémité. Il est certain que, pour fixer l'œil et tous les tissus qu'on veut diviser, ces pinces sont préférables aux autres instrumens proposés jusqu'ici. Je ne doute pas qu'elles ne finissent un jour par faire rejeter absolument les érignes. MM. Bonnet (*ouv. cit.* p. 97), Dufresse, Boinet, Daviers, les ont déjà adoptées.

I. L'*incision de la conjonctive* peut être pratiquée avec un couteau à cataracte, comme le veut M. Stromeyer, et comme M. Dieffenbach et quelques chirurgiens anglais l'ont fait d'abord, de même qu'elle pourrait presque indifféremment, être effectuée avec le premier petit couteau, le premier bistouri venu. Mais les ciseaux mousses sont incontestablement plus commodes, en même temps qu'ils offrent plus de sécurité. Je dois en dire autant, la conjonctive étant incisée, pour la dissection ultérieure des tissus.

J. L'*isolement du muscle* est possible à l'aide d'un petit canif à pointe mousse, avec l'extrémité de petits ciseaux, ou celle d'un stylet recourbé, comme par le moyen du crochet de Dieffenbach. La pince à écartement employée dans le principe par ce dernier chirurgien, et que M. Lucien Boyer a proposée depuis, pour soulever le muscle et le tendon avant de les couper, est une superfluité qu'on doit oublier.

K. La *division du muscle*, soit qu'on l'ait préalablement soulevé, soit qu'il ait été simplement décollé, est possible, facile même à l'aide du couteau à cataracte, d'un bistouri quelconque, de petits couteaux concaves, de la petite rondache de M. Bonnet, du crochet de M. Andrieux, du stylet tranchant, du bistouri de M. Dieffenbach, de la petite serpette simple que j'employais dans le principe, ou boutonnée comme celle de M. Van Steenkiste, renouvelée par M. Doubowitski. Mais elle est et plus facile et plus sûre au moyen de petits ciseaux à pointe mousse. Les tissus à trancher sont trop minces, trop flexibles, pour céder aussi facilement sous le tranchant d'un petit couteau quelconque, qu'entre les lames de bons ciseaux.

L. L'emploi d'une *érigne un peu émoussée* pour accrocher le muscle à travers la conjonctive et l'amener en avant sous forme d'anse, comme je l'ai fait en 1840, permet aussi de pratiquer le reste de l'opération, soit avec un bistouri bien tranchant, soit, ce qui est mieux, avec de bons ciseaux. Mais on a de la sorte un écoulement de sang plus abondant qu'en se servant d'une pince à griffe pour le même temps de l'opération.

M. En employant, comme le conseille M. Andrieux, une *érigne-bistouri*, c'est-à-dire une sorte de crochet tranchant sur la concavité pour remplacer l'érigne de mon premier procédé, on arriverait sans doute quelquefois à diviser la conjonctive et la totalité du muscle d'un seul trait. Mais cet instrument, qui a d'ailleurs l'inconvénient que je reprochais tout-à-l'heure à l'érigne, exposerait trop, en outre, à blesser l'œil, à manquer quelques faisceaux charnus, et ne pourrait pas être assez librement dirigé en haut et en bas, dans le but de détruire toutes les brides nuisibles, pour mériter d'être adopté généralement.

N. De toute cette discussion, il résulte :

1° Que le chirurgien doit être libre de suivre un de ces procédés plutôt que l'autre, selon ses goûts ou ses habitudes dans l'opération du strabisme ;

2° Que le tout, en pareil cas, se réduit à un peu de mieux ou de moins bien ;

3° Que le choix entre tant de nuances est plutôt une affaire de goût que de nécessité;

4° Que, néanmoins, le procédé en définitive le plus simple, le plus facile et le plus sûr, est celui auquel je me suis arrêté depuis long-temps, c'est-à-dire le procédé dans lequel le béphareirgon écarte les paupières, pendant que les deux pinces à griffe embrassent et soulèvent le muscle, à une distance de quatre à six ou huit millimètres, pour permettre à de bons ciseaux droits de couper, ensemble et d'un premier coup, la conjonctive, le muscle, dans sa partie moyenne, et ses aponévroses; des sections secondaires par en haut et par en bas, divisant ensuite tout ce qui peut résister encore.

ARTICLE V.

TRAITEMENT APRÈS L'OPÉRATION.

Deux choses doivent occuper le chirurgien après l'opération du strabisme : prévenir, combattre les accidens, s'il en survient; veiller au maintien et même au rétablissement de la bonne direction de l'œil. Sous ce double point de vue deux doctrines totalement opposées, également mauvaises, ont été professées. Jugeant sur quelques exemples, il est, en effet, des praticiens qui abandonnent totalement leurs malades après l'opération, et qui ne pensent pas devoir les soumettre au moindre régime, à la moindre précaution, soit hygiénique, soit thérapeutique. On en voit d'autres, au contraire, qui traitent les personnes opérées du strabisme avec une rigueur extrême, comme s'il s'agissait d'éteindre ou de prévenir une ophthalmie grave.

L'observation attentive de plusieurs centaines d'opérés m'autorise à blâmer ces deux manières de faire, en tant que doctrine générale. Les soins que nécessite le malade, eu égard à l'opération du strabisme, sont de deux ordres. Ils se réduisent à l'emploi de moyens très simples, à des précautions faciles à prendre comme traitement préservatif, quand il ne survient rien d'extraordinaire, c'est-à-dire dans l'immense majorité des cas.

Des *lotions d'eau fraîche* quand il fait chaud, d'eau tiède quand il fait froid, suffisent pour toute médication pendant les deux premiers jours. On a soin de nettoyer, d'absterger soigneusement l'œil et le bord des paupières chaque fois que le besoin s'en fait sentir. On conçoit que de l'eau de laitue, de l'eau de rose, de plantain, de bleuet, de mélilot, aurait ici la même vertu sans être plus nuisible que l'eau pure. L'eau alumineuse que vante M. Dufresse (*du Strabisme et du Bégaiement*, p. 64) ne convient rigoureusement qu'à une époque plus avancée. Mouiller le linge qui couvre l'œil avec de l'eau froide *toutes les minutes*, comme le veut M. Verhaeghe, est complétement inutile. Les bains de pied le soir, à l'eau simple, au sel et au vinaigre, ou sinapisés, ne seraient utiles que s'il survenait une céphalalgie pénible ou quelque menace de congestion vers la tête. Il est probable que M. Simonin lui-même, qui a employé les bains de pied chez tous ses malades d'abord, n'y a plus recours que rarement aujourd'hui. A partir du second jour, les lotions émollientes tièdes sont substituées aux lotions d'eau simple. Des sangsues aux tempes, derrière les oreilles, à l'anus, la saignée générale, sont rarement indispensables. J'en dirai autant des laxatifs, des purgatifs, soit en lavement, soit par la bouche, de la diète, du régime débilitant. L'inflammation qui s'établit dans l'orbite, ne portant que sur la conjonctive et le tissu cellulaire du fond de la plaie, reste comparable à la conjonctivite simple de cause extérieure, et n'a, excepté dans quelques cas rares, aucune tendance à gagner la cornée. Il est donc parfaitement inutile de déployer contre elle un grand appareil de ressources thérapeutiques.

Au bout de trois ou quatre jours, le boursouflement, la vascularisation, l'inflammation des tissus blessés sont ordinairement à leur apogée de développement ; les résolutifs conviennent mieux alors que les émolliens. L'eau de saturne, la solution faible d'azotate d'argent, la solution de pierre divine, les solutions alumineuses, ferrugineuses, que j'ai essayées avec avantage dans ce cas, m'ont cependant paru moins efficaces que la solution de sulfate de zinc sous forme d'un collyre ainsi composé :

Eau de laitue — de bleuet	} âa	60 grammes.
Sulfate de zinc		20 centigrammes.
Mucilage de psyllium		3 grammes.

Quelques gouttes de ce collyre sont instillées matin et soir dans l'angle oculaire, et l'on continue de nettoyer, de décroûter les paupières, plusieurs fois le jour, avec une petite éponge ou un linge imbibé d'eau tiède. Après dix à vingt jours, il est généralement permis de négliger tout médicament et de s'en tenir aux simples moyens de propreté. S'il était indispensable de continuer le traitement, c'est qu'il serait survenu des complications ou des accidens, dont j'aurai à parler dans un instant.

La question de savoir *s'il faut couvrir* un des yeux afin de le forcer au repos, et, en cas d'affirmative, lequel des deux yeux il convient de couvrir après l'opération, ne me paraît pas avoir été convenablement posée. Chez la plupart des strabiques opérés, les deux yeux doivent être laissés à l'air libre. Que le malade ne fasse rien qui puisse les fatiguer, qu'il garde la chambre sans travailler pendant trois ou quatre jours, qu'il ne se serve ensuite de ses yeux qu'avec ménagement, en évitant tout écart de régime, toute imprudence, et cela suffit ; assez souvent même ces petites précautions sont tout-à-fait inutiles, et le malade continue de travailler sans inconvénient.

Couvrir l'œil malade a l'inconvénient de le rendre plus irritable, sans le préserver mieux des phénomènes inflammatoires. L'empêcher de se mouvoir en différens sens ne ferait que nuire au but qu'on se propose. Les mouvemens ont l'avantage de maintenir la souplesse des tissus, d'empêcher une adhérence trop immédiate des lamelles divisées à la sclérotique.

Le besoin de couvrir l'œil sain ne se fait sentir que dans les cas où, après l'opération, l'œil opéré tend à rester encore un peu dévié. En le chargeant seul de recevoir les images, on le force alors à se tenir vers le centre de l'orbite, à se porter dans le sens des trois muscles droits conservés, sensiblement mieux qu'en le tenant caché sous des compresses ou un bandeau.

ARTICLE VI.

SUITES DE L'OPÉRATION.

Les suites soit immédiates, soit éloignées de l'opération du strabisme, offrent des variétés nombreuses. Nous aurons à passer en revue, sous ce rapport, le redressement incomplet de l'œil et sa déviation en sens opposé immédiatement après la section du muscle; le chemosis et les menaces d'inflammation phlegmoneuse, soit du côté de l'orbite, soit du côté des paupières; une végétation plus ou moins notable du fond de la plaie; la fièvre et quelques perturbations dans les fonctions gastro-intestinales. Comme accidens consécutifs, il faudra tenir compte de la récidive, du strabisme inverse de celui qu'on a détruit, d'une déviation de l'œil en haut ou en bas, de l'exophthalmie, de l'écartement ou éraillure des paupières, de la mobilité inégale des deux yeux, de la diplopie, etc.

§ 1. *Redressement incomplet.*

Tous les praticiens se sont aperçus que, malgré l'opération, l'œil de certains strabiques ne se redresse pas complétement. Le strabisme divergent expose plus à cet inconvénient que le strabisme convergent. On a dit avec raison que cet insuccès pouvait dépendre de la division incomplète du muscle rétracté; mais M. Phillips a prétendu à tort que le redressement incomplet de l'œil tient toujours à cette cause. La plus petite bride, soit fibreuse, soit celluleuse, soit musculaire, suffit effectivement pour retenir l'œil dans une direction vicieuse, et c'est ainsi que je m'explique la grande proportion d'insuccès que nous eûmes à Paris dans nos premiers essais; mais depuis que nous n'avons pas craint d'inciser largement les tissus, depuis qu'il est démontré que les feuillets aponévrotiques qui vont d'un muscle à l'autre concourent au maintien du strabisme, je n'en ai pas moins vu cet inconvénient survenir, et cela quoique je me fusse assuré, à l'aide du crochet-mousse, ou avec le bec émoussé des petits ciseaux, que tout avait bien été tranché sur le côté dévié de l'œil, et quoique plus d'un tiers de la sclérotique fût parfaitement à nu jusqu'au nerf optique.

Une difficulté se présente dès-lors. Si l'on tient à ce que l'œil se redresse positivement, il est indispensable de procéder à la division de quelque autre muscle. Je ne parle, en ce moment, que du strabisme convergent. C'est au muscle grand oblique que plusieurs chirurgiens se sont adressés en pareil cas. Pour moi, je ne l'ai jamais coupé, et je ne connais aucun fait authentique et concluant en faveur de sa division. Là-dessus l'opinion de M. Bonnet ou de M. Phillips me paraît plus juste que celle de MM. Verhaeghe (p. 47), Kuh (*Ann. d'ocul.*, t. 7, p. 44) et Gairal (*Mém. sur le strabis.* 1840), et de quelques opérateurs ambulans. Je m'en suis tenu à la section du bord des muscles droit supérieur et droit inférieur lorsqu'il m'a semblé utile d'étendre l'opération sous ce rapport.

Je me rends compte de la difficulté, jusqu'à un certain point, de deux manières :

1° Par ce fait que les muscles droits supérieur et inférieur forment chacun un petit ruban large d'environ un centimètre. Deux millimètres seulement de cette largeur représentent l'axe antéro-postérieur de l'œil. Le reste existe nécessairement en dehors et en dedans de ce faisceau médian. N'est-il pas probable que le faisceau interne, devenu congénère du muscle droit, se trouve quelquefois contracté de son côté, au point de maintenir alors en partie la difformité, quoique le muscle essentiel de la déviation ait été complétement divisé ?

A l'appui de cette supposition, je puis citer bon nombre de strabiques chez lesquels l'œil ne s'est positivement redressé qu'après la division du tiers ou de la moitié interne des muscles droits supérieur et inférieur ;

2° Une disposition anatomique qui semble n'avoir pas été remarquée jusqu'ici, c'est la brièveté de l'espace qui sépare la racine du nerf optique de la cornée, en dedans. Il est effectivement facile de constater (voir Cunier, *Myot. ocul.*, etc., p. 49. fig. A), qu'une ligne qui prolongerait directement le nerf optique à travers le globe de l'œil en avant, laisserait beaucoup plus de sclérotique en dehors que du côté du nez. Ne peut-il pas en résulter que cet espace naturellement moins grand se soit encore amoindri par défaut de développement chez les individus dont le strabisme est très ancien? Le muscle droit externe pouvant être, dans ces cas, beaucoup plus long que le droit interne, épuiserait sa force de rétraction avant d'avoir ramené la cornée au centre de l'orbite, et serait incapable de reporter librement l'œil jusqu'à la commissure externe des paupières (1).

Que ces explications soient fondées ou non, toujours est-il que, chez quelques sujets, l'œil a continué de se tourner légèrement en dedans, quoique le muscle droit interne et ses aponévroses, quoique le bord correspondant des muscles droit supérieur et droit inférieur eux-mêmes, eussent été positivement et nettement divisés. Je fais abstraction ici des insuccès qui peuvent tenir à des adhérences contre-nature, à des cicatrices, à la paralysie.

Je me hâte d'engager les praticiens qui rencontreront cet inconvénient à ne pas trop élargir la dénudation de l'œil de prime abord; ils s'exposeraient à faire naître soit un strabisme divergent, soit une éraillure des paupières, soit une exophthalmie, pour remédier à un inconvénient qui disparaît quelquefois de lui-même et que l'on peut d'ailleurs attaquer

(1) Pour la persistance définitive de la déviation, M. Marchal m'a communiqué une explication fondée sur la nature même du strabisme, qui est le résultat d'une contraction spasmodique et non celui d'une contracture avec raccourcissement. Qu'arrive-t-il? Dans la plupart des cas, la division du muscle modifie l'état nerveux et le spasme cesse. Dans d'autres, le spasme persiste et reproduit son effet dès que l'adhésion du bout postérieur à la sclérotique a eu lieu. Telle est l'explication qui m'a été soumise par mon jeune confrère; je crois qu'elle mérite attention.

autrement. J'ai vu, en effet, l'œil qui était obstinément resté à un certain degré de convergence pendant l'opération, reprendre, soit dès le lendemain, soit au bout de quatre ou cinq jours, une position complétement droite, sur cinq de mes opérés. Une jeune fille, âgée de seize ans, m'en a encore offert un exemple, le 18 février 1842, à l'hôpital de la Charité. Dans quelques cas, je me suis expliqué le fait, en admettant, pour les muscles, un certain degré de spasme provoqué par l'opération, et qui ne tarderait pas à se dissiper. Chez d'autres malades, il m'a paru incontestable que le boursouflement du tissu cellulaire et de la conjonctive amenait ce redressement en pressant de dedans en dehors contre le globe de l'œil par suite de la résistance qui lui est opposée du côté de l'orbite.

C'est alors, au surplus, que, condamner l'œil sain au repos peut être utile, que chercher à rendre opaque la moitié interne d'un verre de lunette qui doit être mis sur l'œil opéré, en même temps que l'œil sain reste totalement caché, offre quelques avantages. Toutefois les deux seuls moyens véritablement efficaces, en pareil cas, se trouvent dans l'emploi d'un certain genre de compression ou de certaines tractions permanentes exercées sur l'œil.

A. *Compression.*—Des boulettes de charpie, de petites plaques superposées de linge, d'agaric ou d'un emplâtre doux, accumulées en forme de cône sur le grand angle de l'œil, à nu sur l'extrémité des paupières, et fixées là solidement par des arcs en diagonale d'emplâtre de diachylon, ou par des tours de bande convenablement disposées, exercent une compression qui ne permet pas à l'œil de se tourner vers la racine du nez, quand elle est bien faite. Pour cela, il n'est pas nécessaire que l'œil lui-même soit comprimé, il importe même que la compression n'agisse pas sur lui. C'est une digue qu'il convient de lui opposer sous la forme d'un corps fixe et résistant au côté interne de l'orbite.

Parmi les élèves qui m'ont le mieux satisfait dans l'application de ce petit bandage, je mentionnerai surtout M. Gouraincourt. Si cette compression se maintient sans occasionner de gêne, on peut la laisser huit jours en place, et on a rarement besoin de l'employer plus long-temps. On aurait soin de la renouveler, de la réappliquer mieux si elle venait à se déranger ou à occasionner de la souffrance. Quoique facile à comprendre dans son mécanisme, je dois néanmoins prévenir que, mal faite, imprudemment établie, elle deviendrait une cause de boursouflement, d'inflammation de la conjonctive, des paupières et des tissus vasculaires de l'orbite. J'ai déjà dit qu'un jeune élève, qui se croyait bien sûr de l'appliquer utilement, s'y prit de telle sorte qu'il en résulta un érysipèle phlegmoneux de la face, une conjonctivite des plus violentes avec chemosis, et enfin la fonte purulente de la cornée. Il faut rappeler aussi que ce malade était affecté d'un strabisme divergent avec paralysie incomplète de la paupière supérieure et paralysie commençante des trois autres muscles droits de l'œil.

B. *Anse de fil.* — Comme on peut redresser l'œil en forçant les tractions au moyen de l'érigne ou des pinces, il était naturel de penser qu'un fil passé au travers de la conjonctive ou de la racine du muscle divisé viendrait au secours de l'opération du strabisme. Imaginé d'abord par M. Dieffenbach, importé chez nous par M. Phillips, ce moyen ne m'a pas paru aussi étrange qu'à M. Cunier, et je l'ai mis plusieurs fois en pratique avec succès. S'il s'agit du strabisme interne, on peut s'y prendre de plusieurs façons.

1° Ayant saisi, près de la cornée, la conjonctive et sa doublure cellulo-fibreuse, au moyen de ma pince à griffe, je passe au travers du pli ainsi pincé une petite aiguille armée d'un fil double dont je fais aussitôt une anse; il ne reste plus qu'à fixer ce fil du côté de l'oreille sur le bonnet du malade ou quelque autre objet (1), pour que l'œil soit arrêté aussi près qu'on le désire de l'angle temporal de l'orbite.

2° Ayant accroché la racine du tendon coupé, ou le plus de lamelles possible des tissus laissés à la surface de la sclérotique, j'y place l'anse de fil comme dans le cas précédent, et je viens la fixer au-dessous de la pommette et en dehors, ou bien au-dessus du sourcil. En dehors directement le fil frotterait contre la cornée et compromettrait la transparence de cette membrane. Pour empêcher toute blessure des paupières ou de l'œil, on a d'ailleurs la ressource des petites plaques de linge ou d'agaric, des rouleaux de charpie ou de diachylon, tenus sous le fil sur un des points de la circonférence de l'orbite en manière de poulie de renvoi.

La difficulté consiste ici à maintenir les tractions exercées par le fil au degré convenable tout le temps nécessaire. On triomphe cependant de cette difficulté avec des soins et de l'attention. Il faut, en outre, que l'œil n'ait pas besoin d'être tiré de la sorte au-delà de deux à cinq jours, attendu que les tissus embrassés par le fil se laissent presque toujours couper alors.

Si aucune de ces précautions, qui sont également applicables, mais en sens inverse, au strabisme divergent, n'a

(1) Dans une opération à laquelle il assistait, M. Marchal eut l'idée avantageuse de faire fixer les fils autour de l'oreille elle-même.

réussi, on renonce à tout traitement. Plus tard on retrouve la question de savoir s'il convient ou non d'opérer une seconde fois le malade.

§ 2. *Œil trop dévié en dehors.*

Dire que l'œil s'échappe brusquement du côté de la tempe à l'instant où l'on divise le muscle droit interne, est une assertion hyperbolique à proscrire du langage sérieux de la science. Mais il est vrai que, dans certains cas, une apparence de strabisme divergent tend à s'établir dès le lendemain de l'opération. Ici, je ne voudrais pas qu'on songeât de prime abord à diviser le muscle droit externe. Chez quelques malades opérés par moi, et auxquels je n'ai rien fait de particulier, j'ai vu cet état disparaître, et l'œil revenir plus ou moins vite à la position droite. Bien que la compression dont j'ai parlé plus haut, convienne également à ce cas, de même que pour compléter le redressement de l'œil après la section du droit externe dans le strabisme divergent, il faut cependant convenir qu'elle y est moins efficace que contre la déviation opposée. Par contre, l'emploi du fil pour exercer des tractions sur l'œil, y est plus facile et d'un effet plus certain que dans l'autre cas. Effectivement, l'anse passée près de la cornée au travers des tissus qui couvrent la sclérotique, trouve une poulie de renvoi toute naturelle dans le dos du nez, sur le côté opposé duquel il est très aisé de la fixer.

§ 3. *Autres accidens de l'opération.*

A en croire les antagonistes de l'opération du strabisme, des accidens nombreux seraient arrivés aux malades dont on a essayé de redresser les yeux. Qu'il soit arrivé, par gaucherie de l'opérateur ou par l'extrême indocilité du malade, de *labourer la cornée avec l'érigne* ou les crochets, qu'on ait *enfoncé* par mégarde *la pointe du couteau dans le globe* de l'œil, cela est possible, mais cela n'appartient point à l'opération. Il serait étrange d'admettre une opération comme dangereuse par cela seul qu'un chirurgien imprudent ou maladroit la pratique de travers, en dehors de toute règle. A ce compte, il faudrait rejeter de la pratique toutes les opérations imaginables, jusqu'à l'application d'un cautère, puisqu'il peut arriver qu'au lieu d'être mise sur le point convenu, la potasse soit appliquée sur un organe important! Ainsi les blessures de la cornée, la perforation de la sclérotique, les hémorrhagies, dont un exemple bizarre a été rapporté dans les journaux de Londres, la névralgie (1), ne font point, en réalité, partie des accidens de l'opération du strabisme.

§ 4. *Inflammation.*

Quant à l'*inflammation*, elle survient à des degrés très variés. Chez bon nombre d'opérés, elle a été si légère qu'au bout de huit jours, il n'en était plus question. En général, elle est caractérisée par un boursouflement qui ne porte guère que sur la moitié interne de l'œil et notamment sur les bords de la plaie. Prenant une teinte grisâtre, puis rouge, se mêlant aux filamens, aux lamelles celluleuses du fond de la plaie, les bords de la conjonctive forment bientôt du côté de la commissure interne des paupières, une sorte de plaque fongueuse inégale, mamelonnée, qui pourrait inquiéter au premier abord, mais qui n'est le siége que de très peu de douleur, et ne provoque presque jamais de réaction générale. Peu-à-peu, et sous l'influence du traitement que j'ai in-

(1) Dufresse, p. 65.

diqué, cette plaie bosselée se déterge, se régularise et se cicatrise.

Chez quelques rares malades qui ont commis des imprudences, comme de ne rien changer à leur genre de vie et d'occupation, l'inflammation peut aller plus loin, se compliquer d'un chemosis complet, de céphalalgie, de réaction fébrile, de troubles du côté des entrailles. La cornée pouvant être envahie si un pareil état augmentait, c'est alors que la saignée générale, que les sangsues, les bains de pied, les laxatifs, que la médication débilitante, en un mot, doit être mise en pratique.

§ 5. *Polype de l'angle oculaire.*

Une suite de l'opération du strabisme qui a dès le principe causé quelque inquiétude au malade et aux opérateurs, est la formation d'une sorte de tumeur rougeâtre sur le fond de la plaie. Cette petite tumeur, déjà mentionnée par M. Verhaeghe (p. 53), a été observée depuis par tous les praticiens qui ont adopté la méthode par dissection des tissus. C'est une production rougeâtre qui, simple végétation en forme de fongosités à son début, revêt par degrés l'aspect et la consistance d'un petit polype muqueux analogue aux polypes qui se montrent quelquefois à la face interne des paupières ou au grand angle de l'œil, dans toute autre circonstance. On ne s'en aperçoit guère qu'à partir du huitième ou du douzième jour. C'est même en général plus tard encore qu'elle s'isole de la sclérotique, qu'elle s'étrangle à sa racine, qu'elle devient franchement pédiculée.

Ce petit polype ne cause d'ailleurs aucune souffrance et gêne à peine les malades. Il entretient seulement un certain degré de purulence, de conjonctivite, de blépharite, qui tiennent l'œil chassieux et l'empêchent de reprendre complétement sa coloration, ses mouvemens normaux. D'un volume qui varie depuis le volume d'un grain de groseille jusqu'à celui d'un pois ou d'une petite noisette, cette tumeur, qui donne l'idée d'une cerise ou d'une fraise dans le coin de l'œil, ne se montre pas chez tous les sujets. Un tiers des malades que j'ai opérés en a été exempt. Il est rare de l'observer quand on opère pour un strabisme externe, ou après la section des muscles droit supérieur, droit inférieur et obliques. Il n'y a guère que la section du muscle droit interne qui la produise.

On a expliqué diversement la cause de cette végétation. Au début, quelques personnes pensèrent, et d'autres ont encore admis depuis, qu'elle était produite par les restes de l'extrémité antérieure du muscle divisé. On a cru ensuite qu'en s'agglomérant, en se boursouflant, les lambeaux de la conjonctive lui servaient seuls de trame ou de point de départ; mais j'ai constaté que de telles suppositions étaient dépourvues de fondement. Ainsi les malades auxquels j'ai excisé avec le plus de soin la conjonctive jusqu'auprès de la cornée, m'ont offert ce bourgeon en aussi forte proportion que les autres. Pendant un temps, j'ai enlevé, en rasant autant que possible la sclérotique, le tendon du muscle droit, après la division du muscle, sans éviter pour cela le développement du bouton. Il suffit, au surplus, pour se convaincre que la conjonctive et la racine du muscle coupé y sont étrangers, de remarquer le siège précis du pédicule de la végétation, puisque c'est toujours sensiblement plus en arrière qu'il se rencontre.

Un examen attentif du fait me permet de dire que la végétation polypeuse qui survient dans le grand angle de l'œil après l'opération du strabisme s'établit par le mécanisme suivant :

En même temps que les bords de la conjonctive et des aponévroses divisées se boursouflent, le tissu cellulaire lamelleux, qui tapisse la sclérotique, se vascularise et se ramollit un peu. Toute la surface traumatique, qui se dégorge petit à petit, ne tarde pas à se cicatriser de la circonférence au centre. Le contact des paupières, qui exerce une compression permanente sur une grande portion de cette plaie, en laisse une autre tout-à-fait libre au voisinage de la caroncule lacrymale. Les mouvemens continuels de l'œil font à leur tour que tout le tissu cellulaire *vascularisable* se ramasse en quelque sorte, repoussé qu'il est par les compressions voisines, derrière la portion droite du bord libre des paupières, où il forme le noyau du polype en question.

Quoi qu'il en soit de son origine, cette tumeur, fréquemment observée chez les malades de M. Dieffenbach, de MM. Verhaeghe, Phillips, Dufresse, et de tous les chirurgiens qui ont opéré par dissection, n'est en réalité qu'un inconvénient léger de l'opération. Abandonnée à elle-même, elle disparaît quelquefois sans secours; seulement elle peut durer alors un certain nombre de mois. Il est possible, en outre, d'en arrêter le développement, de l'éteindre même avant qu'elle soit pédiculée, en la touchant trois ou quatre fois en dix jours, avec le crayon d'azotate d'argent. Toutefois, la pratique qui m'a le mieux réussi, consiste à lui donner le temps de se pédiculer tout-à-fait, à ne s'en occuper qu'au bout de trois semaines ou un mois. Rien n'est simple et facile comme sa destruction. Des ciseaux mousses, droits ou courbes, en embrassent sans peine la racine entre les paupières qu'un aide tient modérément écartées pendant que le malade tourne l'œil en dehors. On l'enlève ainsi sans causer la moindre douleur, sans obliger ensuite à aucune précaution, à aucune médication particulière. Je l'ai vue dans les premiers temps reparaître deux et jusqu'à trois fois, parce qu'on avait cru devoir l'exciser avant qu'elle fût convenablement pédiculée. La toucher avec la pierre infernale, dans les huit ou dix premiers jours, si elle se montre sous forme d'un petit cône; la laisser, l'attaquer par des collyres astringens pendant trois ou six semaines, lorsque les opérés sont ou très indociles ou très pusillanimes; l'exciser d'un coup de ciseaux du quinzième au trentième jour dans les autres cas, voilà ce que réclame de plus rationnel la petite végétation dont il s'agit. J'ajouterai qu'elle s'enlève mieux avec les ciseaux seuls glissés au-dessous, que si, avant de la couper, on cherchait à l'accrocher, soit avec une érigne, soit avec des pinces, et qu'une fois excisée, il est tout-à-fait inutile d'en cautériser la racine. Je l'ai constamment enlevée aux malades qui en étaient affectés, partout où ils sont venus me la montrer, dans la cour de l'hôpital, à la salle de consultation, comme à l'amphithéâtre, comme dans mon cabinet, comme dans leurs propres appartemens. C'est, en un mot, une petite opération moins sérieuse encore que celle qui aurait pour but d'arracher un cil dévié, et qui ne mérite certainement pas d'être mise au nombre des suites fâcheuses de l'opération du strabisme.

ARTICLE VII.

INCONVÉNIENS DE L'OPÉRATION.

J'ai déjà dit que l'opération du strabisme était par fois suivie de diplopie, d'écartement anormal des paupières, d'exophthalmie, de changemens dans la mobilité de l'œil;

il faut joindre encore à ses inconvéniens l'affaissement ou la disparition de la caroncule lacrymale.

§ 1. *Diplopie.*

Un bon nombre de personnes voient double après avoir subi l'opération du strabisme. L'explication de ce fait n'a point encore été donnée d'une manière satisfaisante. On comprend bien que ceux qui louchent voient double, puisque l'axe des yeux doit se croiser chez eux sous un angle plus ou moins aigu au lieu de rester parallèle; mais, après l'opération, quand les yeux sont redressés, on ne voit plus la raison de la diplopie. Si le trouble de la vision n'avait lieu que quand l'œil, se tournant trop en dehors, en haut ou en bas, cesse d'être en rapport avec la direction de son congénère, on le comprendrait encore; mais je me suis assuré plusieurs fois, en faisant regarder les malades directement devant eux qu'il se maintenait malgré la direction tout-à-fait parallèle des deux yeux.

Quoi qu'il en soit, cette diplopie, que d'autres ont attribuée au défaut d'habitude de l'œil nouvellement mis à même de fonctionner, se montre en général aussitôt après l'opération. Le plus souvent, elle se maintient en augmentant, ou du moins sans diminuer, pendant huit à quinze jours, pour s'amoindrir ensuite et disparaître absolument dans l'espace de trois semaines à un mois. Un seul de mes opérés en est resté tourmenté d'une manière définitive; c'était un homme âgé de cinquante ans, auquel j'avais coupé successivement les muscles droits interne et externe des deux côtés. Cet homme est revenu à l'hôpital au mois de décembre 1841, avec un strabisme convergent de l'œil droit. J'espérais le guérir de sa diplopie en redressant l'œil par une section nouvelle du muscle droit interne. Or, il est positif que, malgré la cessation du strabisme, la diplopie a persisté. Je reviendrai sur ce fait à l'occasion de la myopie et du nystagmus. Au demeurant donc, la vue double, après l'opération du strabisme, ne mérite ni qu'on s'en occupe, ni qu'on s'en inquiète sérieusement.

§ 2. *Ecartement des paupières.*

A peine indiqué par les premiers opérateurs, l'écartement anormal, l'espèce d'éraillure des paupières chez les sujets opérés du strabisme, a souvent été signalé dans ces derniers temps par les praticiens français. M. Phillips est un de ceux qui l'ont mentionné avec le plus d'insistance d'abord. M. Lenoir, M. Dufresse l'ont aussi étudié avec soin. Je ne l'ai observé chez aucun de mes opérés, si ce n'est comme complication de l'exophthalmie. Mais, j'en ai vu quelques exemples chez des malades opérés par d'autres. Quand cette éraillure existe des deux côtés au même degré, comme on l'a vu chez quelques strabiques opérés des deux yeux elle ne mérite pas de fixer l'attention. Si, comme il arrive le plus souvent, l'un des yeux en est seul affecté, cela constitue une difformité fort désagréable. Tout indique qu'une dissection trop étendue des aponévroses sous-conjonctivales, qu'un débridement trop large des diverses lames qui unissent les paupières à l'œil, en sont la véritable cause. Je ne sais si le soin que j'ai toujours pris d'inciser la conjonctive beaucoup plus près de la cornée que de la caroncule n'explique pas pourquoi je n'ai point vu cette éraillure survenir, tandis que M. Phillips et deux autres chirurgiens qui, comme lui, incisent beaucoup plus près de la circonférence de l'orbite, en ont observé tant d'exemples.

Les moyens proposés pour remédier à l'écartement anormal des paupières, ne sont d'ailleurs rien moins que satisfaisans. La compression, maintenue quelque temps sur tout le devant de l'orbite, comme le veut M. Dufresse, ne réussira certainement que par exception. L'espèce d'opération nouvelle, de suture, mise en pratique par quelques chirurgiens spéciaux, ne fait disparaître la difformité première qu'au prix d'une autre difformité pour le moins aussi désagréable. C'est donc à la prévenir qu'il convient surtout de s'attacher dans l'opération du strabisme.

§ 3. *Exophthalmie.*

La *saillie de l'œil* est un autre inconvénient réel de l'opération du strabisme. Elle est quelquefois si considérable que les malades semblent être affectés d'une véritable buphthalmie. J'ai vu, entre autres, un jeune homme opéré quelques mois auparavant par M. Baudens, et dont l'œil, d'ailleurs tourné en dehors, semblait avoir doublé de volume, être sorti de la tête. Chez la plupart des autres, sans être aussi considérable, cette saillie de l'œil n'en constitue pas moins une difformité pour le moins aussi choquante que le strabisme lui-même. Je ne l'ai observée, en ce qui concerne mes opérés, que chez ceux dont la déviation me parut exiger la section de plusieurs muscles. Ainsi une femme âgée de cinquante-deux ans, affectée d'un strabisme convergent double depuis son enfance, n'eut les yeux redressés qu'après la section du droit interne, du droit supérieur et du droit inférieur de chaque côté. Or, cette femme, qui avait les yeux très enfoncés dans l'orbite avant l'opération, les a maintenant à fleur de tête ; mais comme ils sont égaux, on peut dire qu'elle a plutôt gagné que perdu à ce changement. La même chose est arrivée à un garçon qu'il fallut opérer aussi d'une double cataracte congénitale, et qui est resté long-temps à titre de serviteur dans les salles de l'hôpital. Un garçon marchand de vins, gros et gras, m'a offert un troisième exemple du même fait avec la circonstance fâcheuse que ses yeux, déjà trop proéminens dans le principe, font aujourd'hui un relief fort désagréable sur son visage. Hors de là, je n'ai vu l'exophthalmie s'établir d'une manière appréciable d'un seul côté que chez deux ou trois de mes opérés. Je ne l'ai jamais aperçue qu'à un faible degré chez ceux dont je n'ai divisé qu'un seul muscle, soit seul, soit avec les toiles fibro-celluleuses du voisinage.

L'exophthalmie est une suite d'autant plus fâcheuse de l'opération du strabisme, qu'elle est à-peu-près irremédiable. Peut-être la réprimera-t-on dans quelques cas à l'aide d'une compression bien faite établie par-dessus les paupières, comme le veut M. Dufresse, avant que les adhérences des muscles divisés soient rétablies. Je ne doute pas non plus que par l'espèce de suture palpébrale proposée successivement par MM. Rognetta, Guérin (1), etc., on ne parvienne à la masquer en partie; mais, pour peu qu'elle soit considérable, ces moyens ne la détruiront pas tout-à-fait, et la suture, opération pour le moins aussi délicate pour le chirurgien, aussi pénible pour le malade, que l'opération du strabisme, entraînerait de son côté un changement manifeste dans l'état des paupières, une nouvelle difformité, sans effacer complétement l'exophthalmie. La suture, après excision de la conjonctive dans l'angle oculaire, telle que M. Cunier (*Suppl.*, p. 311) la prescrit, ne me rassure pas davantage. C'est donc un point de pratique qui mérite de nouvelles recherches.

(1) Cunier, premier supplém. (*Annales d'oculist.*, p. 310).

§ 4. *Immobilité, fixité de l'œil.*

Les yeux qui ont subi l'opération du strabisme conservent souvent de la gêne, de l'incertitude, de l'inégalité dans leurs mouvemens. *A priori* on s'était même imaginé que les mouvemens de l'œil, dans le sens du muscle divisé, seraient complétement abolis par l'opération. Démentie aujourd'hui par l'expérience, d'une manière générale, cette crainte n'en a pas moins été justifiée dans quelques cas. Du reste, j'ai constaté, sur un grand nombre de malades, un fait auquel on eût été loin de s'attendre, et qui est, en effet, assez surprenant. C'est que, le muscle droit interne étant parfaitement divisé, ainsi que les feuillets fibro-celluleux qui l'unissent au muscle droit supérieur et inférieur, l'œil continue de pouvoir se porter en dedans ou du côté du nez, immédiatement après l'opération. Ayant remarqué ce fait sur un certain nombre d'opérés, quand il m'était impossible de le retrouver chez d'autres, et m'étant demandé à quoi peut tenir cette différence, je suis arrivé à conclure que plus le strabisme est ancien, plus il y a de chances de l'observer. Je me l'explique en admettant que la portion interne des muscles droits supérieur et inférieur, participant à la rétraction du muscle droit interne, agit de manière à tenir lieu du muscle divisé, et à ce que la déviation persiste.

Mettant de côté toute espèce d'explication ou de théorie, je dirai du moins que, très manifeste dans quelques cas, ce mouvement est tout-à-fait impossible dans d'autres, qu'il existe souvent dans les cas très anciens, et qu'il est rare chez les sujets dont le strabisme ne date que de quelques années. On aurait tort, au surplus, de se préoccuper beaucoup de son existence ou de son absence dans le principe. Il n'empêche nullement le succès de l'opération quand il survient, et il finit presque toujours par s'établir à la longue quand il ne s'est pas montré d'abord. S'il est vrai qu'il tienne à l'action des rubans internes des muscles droits supérieur et inférieur, on conçoit que la rectitude de l'œil n'en sera point empêchée et que le muscle divisé n'en perdra pas moins sa longueur primitive. Lorsqu'il ne se montre pas sur-le-champ, le muscle coupé, récupérant au bout d'un certain temps son action sur le globe de l'œil par l'intermédiaire des tissus fibro-celluleux, ne manque point de le rétablir. Aussi ai-je vu presque tous mes malades pouvoir porter, à partir du premier ou du second mois, le globe de l'œil dans toutes les directions, comme avant l'opération. Il est cependant vrai que cette mobilité *complète* de l'œil manque assez souvent.

J'ai vu des opérés dont l'œil s'arrêtait brusquement au milieu de l'orbite, sans qu'il fût possible de lui faire dépasser en dedans la ligne antéro-postérieure. C'est surtout ceux dont le globe oculaire avait été largement dénudé ou auxquels on avait été forcé de couper plusieurs muscles, qui m'ont offert cet inconvénient. J'en ai même vu qui, ayant eu les muscles droits interne et externe divisés, restaient avec l'œil presque immobile au centre de l'orbite, sans pouvoir le porter, soit en dedans, soit en dehors.

Lorsqu'une pareille immobilité existe des deux côtés et qu'elle est très prononcée, il en résulte quelque chose de hagard, de fort étrange dans la physionomie; le malade est obligé de tourner la tête à droite ou à gauche comme un mannequin, pour saisir l'image des objets, et il a quelque chose de terne, d'inorganique dans la figure. S'il n'y a que l'un des deux yeux de pris, il en résulte une discordance également très désagréable. Seulement on ne s'en aperçoit que dans les actions qui obligent le malade à regarder de côté. Alors, en effet, l'œil sain se tourne librement dans le sens convenable, tandis que l'œil opéré reste fixe et ne met point son axe d'accord avec celui du précédent. Il suffit de se rappeler que chez les individus bien conformés, les deux yeux marchent toujours ensemble, se tournent constamment à-la-fois vers le même objet, pour comprendre que, si l'un d'eux reste moins mobile que l'autre, il en résultera quelque chose d'indécis, d'inégal, de singulier dans l'expression physionomique de la personne. Or, c'est justement là ce qui se voit souvent après l'opération du strabisme et ce qui est même presque inévitable, du moins à un faible degré. On conçoit, en effet, que les attaches nouvelles du muscle divisé sont nécessairement un peu plus ou un peu moins rapprochées de la cornée, un peu plus ou un moins déviées, soit par en haut, soit par en bas. Ce point d'attache étant décidé par les mouvemens naturels de l'œil, par le volume, la force de rétraction, la contractilité spéciale du muscle divisé, le degré de laxité ou d'inflammation des lames cellulo-fibreuses qui doivent le rattacher à la cornée, reste presque complétement en dehors de la puissance du chirurgien.

J'ajouterai néanmoins que chez la plupart des opérés, cette raideur, cette brièveté des mouvemens de l'œil échappent aux yeux de la foule, et que, pour les constater, il faut y regarder d'assez près, provoquer des mouvemens en divers sens des deux organes ensemble.

Lorsqu'un muscle seul a été coupé, la fixité dont je parle est généralement très légère, et finit presque toujours par disparaître à-peu-près entièrement. Après la section de deux, de trois muscles, elle est, au contraire, en général, très prononcée et se complique souvent d'exophthalmie, d'éraillure palpébrale et de quelques déviations nouvelles de l'organe.

Il ne semble pas que la chirurgie puisse attaquer utilement cet embarras des mouvemens de l'œil après l'opération du strabisme. Aller à la recherche du muscle divisé pour l'isoler des autres tissus et le ramener sur un point différent de la sclérotique, comme on l'a proposé, n'est point une opération à vanter sérieusement. Elle serait d'abord plus difficile et plus dangereuse que l'opération du strabisme proprement dite, et tout indique qu'elle ne réussirait que par hasard, que le plus souvent elle empirerait l'état des malades. Les moyens préventifs sont, en conséquence, les seuls auxquels il faille songer à cette occasion, comme pour l'exophthalmie, comme pour l'écartement des paupières.

J'ai contracté l'habitude, pour atteindre ce but, de faire attention à deux choses : 1° de ne débrider l'aponévrose que dans l'étendue strictement nécessaire au-dessus et au-dessous du muscle divisé ; 2° de ne permettre à l'œil opéré que des mouvemens légers pendant les premiers jours, de l'empêcher en le couvrant, pour peu que j'en redoute l'immobilité, de se porter dans le sens opposé au muscle tranché. Ajoutons que l'état des malades, ainsi tourmentés, s'améliore pendant un certain nombre de mois, et que c'est un des inconvéniens pour lesquels on peut attendre beaucoup du bénéfice du temps.

§ 5. *Altération de la caroncule lacrymale.*

Plusieurs praticiens ont parlé d'une difformité qui résulterait de l'absence de la caroncule lacrymale après l'opération du strabisme. L'œil alors paraît plus gros d'un côté que de l'autre, reste largement dépouillé dans un sens, tandis que la conjonctive le couvre en entier dans le second. L'angle interne de l'un des orbites est rendu ainsi beaucoup trop creux, inégalité choquante qu'il serait heureux de pouvoir éviter. Il m'a semblé que certains procédés en étaient plus souvent suivis que d'autres. A Paris, par exemple, je l'ai souvent observée chez les malades opérés par MM. Phillips, Amussat, L. Boyer, et plus souvent encore chez ceux qui étaient passés par les mains de M. Baudens, qui, pourtant, opère *toujours avec succès.* Ne l'ayant rencontrée que par exception chez les miens, j'en ai conclu que le procédé de M. Stromeyer, avec les nuances que lui ont fait subir MM. Phillips, Amussat et d'autres, y exposait avant tout. M. Simonin, qui, comme moi, incise la conjonctive fort en avant de la caroncule lacrymale, ne paraît point l'avoir rencontrée, et je vois que les chirurgiens anglais, qui agissent de même, ne l'ont pas signalée non plus.

C'est, du reste, un inconvénient assez manifeste pour que des procédés aient été imaginés dans le but unique de l'éviter. Ainsi, dans un procédé à lui pour l'opération du strabisme, M. L. Boyer propose de faire une ouverture à la conjonctive au-dessus et au-dessous du muscle, puis d'aller par là couper celui-ci derrière la membrane tégumentaire, comme sous un pont, afin de laisser une bride intacte de cette membrane, allant de la racine du nez vers la circonférence de la cornée. M. Guérin donne également comme un avantage de son procédé l'absence de toute difformité de la caroncule lacrymale, après l'opération.

On s'en est probablement laissé imposer ici par quelque fausse interprétation des faits. Lorsque la conjonctive est saisie sur le tendon du muscle par une pince, et qu'on a soin de refouler cette membrane en dedans avec l'autre pince, elle se trouve divisée dans un point tellement libre, que la caroncule subsiste parfaitement intacte après l'opération, et que la guérison, une fois établie, il ne reste dans l'angle de l'orbite qu'une dépression très peu marquée. Je ne crois donc pas que la suture de la conjonctive proposée par M. Cunier soit véritablement nécessaire en pareil cas, pas plus que les précautions de MM. Guérin et L. Boyer.

ARTICLE VIII.

ÉTAT DES PARTIES APRÈS L'OPÉRATION.

Il était curieux de constater l'état des tissus contenus dans l'orbite au bout de quelque temps, chez les individus opérés du strabisme. Trois opinions pouvaient être émises sous ce rapport en l'absence des faits : 1° On a pu penser que le corps du muscle raccourci, rapproché de son attache profonde, allait se fixer et contracter de nouvelles adhérences, se transformer, par sa portion devenue libre, en un tendon nouveau qui se fixerait sur un point plus ou moins reculé de la sclérotique; 2° d'autres ont pensé qu'un tissu nouveau s'établirait entre les deux bouts de la division, de manière à en rétablir la continuité tout en lui donnant une longueur plus grande. 3° M. Phillips, entre autres (*Ténotomie sous-cutanée*, etc.), adoptant le dire de M. Stromeyer, prétend qu'après l'opération, le muscle cessant d'être raccourci par le spasme, revient par une sorte d'élongation se fixer près de ses anciennes attaches. Aucune de ces opinions n'est absolument vraie, et celle de M. Stromeyer (Verhaeghe, p. 49 et 50) ne peut être qu'une inadvertance échappée à la plume de l'auteur.

L'orbite de quelques sujets qui ont succombé par suite de maladies étrangères à l'œil, depuis qu'on s'occupe de l'opération du strabisme, a montré que, une fois divisé, chaque muscle de l'orbite se retire de plus en plus en arrière, pendant une semaine ou deux, que les feuillets cellulo-fibreux ou les aponévroses qui en tapissent les faces se rapprochent, se durcissent en s'épaississant, prennent peu-à-peu la forme d'un ruban, d'une sorte de petit tendon aplati qui, en s'insérant sur la sclérotique, vers l'extrémité du diamètre transversal de l'œil, se continue en avant avec l'aponévrose sous-conjonctivale, qui finit par se rétablir en partie, et, en arrière, avec l'aponévrose oculaire proprement dite. Cette sorte de tendon nouveau n'arrive point jusque sur la place du tendon ancien, mais les lamelles qui le constituent se comportent d'ailleurs, à la distance de la cornée près, comme le faisaient les couches aponévrotiques de la gaîne musculaire primitive. C'est évidemment ainsi que les choses s'étaient passées sur les trois sujets que j'ai pu observer, sur ceux que M. Bouvier a présentés à l'Académie, et sur quelques autres dont on a publié l'histoire en Angleterre. On s'explique de la sorte la variété, la force et le rétablissement des mouvemens de l'œil, lorsque l'opération n'a éprouvé aucun trouble dans ses suites.

Toutefois, si les choses se passent généralement comme je viens de le dire, il y a aussi des cas où elles se présentent sous un autre aspect. Si l'inflammation a été très vive, si le bout du muscle s'est trop promptement réappliqué sur le globe de l'œil, il est possible qu'une réunion immédiate s'établisse entre sa coupe franchement charnue et le tissu cellulaire qui tient à la sclérotique. Deux malades chez lesquels la plaie s'était réunie complétement en vingt-quatre heures, et chez lesquels je pratiquai de nouveau l'opération au bout de huit jours, m'ont offert chacun un exemple de cette espèce. Sur une pièce disséquée par M. Lenoir, deux mois après l'opération, le muscle droit interne, qui avait été divisé, adhérait à la sclérotique par sa substance charnue et non par un tendon aplati, comme s'y attachaient les deux autres muscles droits et les deux muscles obliques. Aussi y avait-il eu récidive chez le sujet dont on avait tiré cette pièce.

Quant aux nerfs, aux vaisseaux et aux diverses parties annexes de l'œil, ils ne subissent en réalité aucun changement digne d'être noté.

ARTICLE IX.

CONTRE-INDICATIONS.

Dès que l'opération du strabisme fut instituée, elle rencontra des enthousiastes pour l'appliquer à tous les cas indistinctement, en même temps que des antagonistes pour la proscrire absolument. Mais il était aisé de voir que ces opinions extrêmes ne pouvaient venir que d'esprits irréfléchis, d'une grande ignorance de la nature des faits, ou de calculs extra-scientifiques. Les hommes sensés ne tardèrent pas à étudier froidement la matière et à se convaincre que l'opération du strabisme rencontrait effectivement des contre-indications dans la pratique. Là-dessus quelques chirurgiens ont, du reste, établi des distinctions qui ne m'ont pas paru fondées de tous points.

M. Cunier (*Myotom. ocul.*, etc., p. 39), qui ne voulait d'abord de l'opération du strabisme que dans les cas de *strabisme* permanent, a nécessairement été obligé d'abandonner cette doctrine.

§ 1. *Strabisme optique.*

Une division qui a semblé d'abord plus naturelle, quoiqu'elle le soit moins en réalité, est celle qui établit un strabisme *musculaire* et un strabisme *optique*. On observe, en effet, des malades dont l'œil se dévie parce que les rayons lumineux ne peuvent plus arriver sur la rétine par leur axe naturel. Ainsi, que des taches, des cicatrices, se soient établies sur la cornée, au point de masquer une portion plus ou moins étendue de la prunelle, et l'œil finira souvent par se dévier dans le sens de la tache pour mettre autant que possible le reste de sa pupille en face de la lumière. La même chose s'effectue lorsque, par suite d'une maladie, d'une lésion quelconque, la pupille se rapproche de la circonférence de l'iris, au lieu de se maintenir dans le centre de cette membrane. On comprend enfin que cette déviation doit être possible dans tous les cas qui forcent la cornée à se présenter de côté pour recevoir les rayons lumineux. C'est à cette classe de déviations qu'on peut donner, avec M. Guérin, le titre de strabisme optique.

Après en avoir étudié le mécanisme, quelques personnes ont cru que ce genre de strabisme ne devait pas être attaqué par l'opération. On s'est fondé, en établissant une pareille proscription : 1° sur ce que, loin d'être un inconvénient, la déviation de l'œil était alors un bienfait de l'organisme ; 2° sur ce que l'organe ne manquerait pas de reprendre sa déviation primitive après l'opération. Ici, comme dans une foule d'autres questions, les préventions théoriques ont été bientôt annulées par la pratique. Il est d'abord tout-à-fait faux de dire que le strabisme optique tend à se produire chez tous les sujets affectés de taches de la cornée au voisinage de la pupille, de déplacement de cette ouverture. J'ai vu par centaines, et tous les médécins ont l'occasion chaque jour de constater le même fait, des malades affectés depuis longues années d'albugo, de leucoma, d'opacités diverses de la cornée, couvrant un quart, un tiers, les deux tiers, les quatre cinquièmes même de la pupille, et qui n'en conservent pas moins des yeux parfaitement droits. Il en est de même de ceux qui ont la pupille placée de côté, soit par le fait d'une opération de cataracte, soit par suite d'un accident ou d'une maladie, soit par le bénéfice d'une opération de pupille artificielle.

J'ai opéré bon nombre de sujets dont la cornée se trouvait dans l'état dont je viens de parler, et je puis affirmer que le redressement de leurs yeux s'est tout aussi bien maintenu que chez les autres. L'opération ne m'a présenté chez eux aucune difficulté particulière, aucun embarras, aucune suite sérieuse, aucune tendance à la récidive, que je n'eusse rencontrés ailleurs.

La seule raison qui pourrait arrêter en semblable circonstance, est celle-ci : l'amélioration de la vue amenée par la déviation de l'œil, est-elle assez manifeste pour compenser l'inconvénient du strabisme ? Si le malade ou ceux qui l'entourent répondent par l'affirmative, il convient de renoncer à toute opération. Dans le cas contraire, on doit procéder au redressement de l'œil, absolument comme si la pupille et la cornée étaient à l'état normal. Les déviations survenues par suite du déplacement des parties transparentes de l'organe, ne sont en réalité que d'un très léger avantage eu égard à la vision. Le strabisme porté très loin forme toujours, au contraire, une difformité extrêmement disgracieuse; il est donc tout simple que cette catégorie de malades demande à être opérée comme les autres, et que le chirurgien ne range plus le strabisme *optique* parmi les contre-indications de l'opération.

§ 2. *Strabisme fixe.*

L'exploration des personnes affectées de strabisme a besoin d'être faite avec soin. Si l'on se contentait d'un examen superficiel, on croirait souvent que l'œil louche reste immobile dans le sens de sa déviation, et qu'il ne peut pas abandonner le point de l'orbite vers lequel il tend à se cacher. On aurait ainsi une proportion considérable de strabismes fixes qui sont, au contraire, fort rares. Pour éviter la méprise, il suffit de fermer l'œil sain, de forcer le malade à se servir de l'œil dévié. On constate alors, que cet œil jouit de tous ses mouvemens, qu'il se porte librement vers tous les points de la circonférence de l'orbite. Cela n'empêche pas néanmoins le strabisme fixe proprement dit d'exister. Ici, de quelque façon que l'on s'y prenne, l'œil ne revient point de lui-même dans le centre de l'écartement des paupières. Il est même parfois impossible de l'y ramener à l'aide de tractions mécaniques. Ce genre de strabisme offre, en outre, plusieurs nuances. Il peut tenir à une paralysie de quelques-uns des muscles de l'œil ; il dépend, dans d'autres cas, d'adhérences contre nature établies entre la sclérotique et la paroi correspondante de l'orbite.

§ 3. *Strabisme avec adhérence.*

Le strabisme compliqué d'adhérence, le seul qui méritât le titre de strabisme *ankylosé* que propose M. Cunier, si une telle qualification devait être conservée, n'est pas très rare. J'en ai rencontré cinq exemples. Il dépend d'anciennes inflammations, de blessures, de lésions diverses plus ou moins profondes de l'angle correspondant de l'œil. Un abcès, qui avait long-temps suppuré, en avait été le point de départ chez un des malades que j'ai observés. Chez un autre, il était survenu à la suite d'un coup de baguette de fusil entre l'œil et la caroncule lacrymale. C'était une blessure par une pointe de couteau portée dans le même lieu, qui l'avait occasionné chez un troisième. Un quatrième en était redevable à des grains de plomb venant d'un coup de fusil. Chez le cinquième, enfin, nous apprîmes seulement qu'une vive inflammation avait existé là vingt ans auparavant.

Ce strabisme, le seul qui, si l'on poussait à l'extrême la proposition de M. Cunier, eût été opérable, est précisément un de ceux qu'il n'est pas toujours convenable de soumettre à l'opération. Les cinq personnes que je viens de rappeler ont cependant été opérées par moi. Trois d'entre elles ont même complétement recouvré la direction à-peu-près normale et la mobilité de l'œil. Chez les deux autres, la déviation s'est rétablie d'une manière assez évidente pour constituer encore une difformité. Il faut savoir à cette occasion que, quelquefois, les muscles, les fascias, et même la conjonctive, sont tellement unis entre eux, adhèrent d'une manière si large et si intime à la sclérotique, que la dissection en est fort difficile, et qu'ils ne sont plus isolés, *isolables* même, comme dans les cas ordinaires. On doit donc s'attendre, quand on entreprend l'opération, à de nombreuses difficultés, à la nécessité de dissections, de décollemens qui peuvent être longs, pénibles et douloureux. Il en résulte aussi qu'après l'opération tous les tissus divisés conservent une tendance extrême à se recoller, à reproduire la difformité. Tenter de guérir par l'opération cette variété du strabisme est chose presque aussi chanceuse que de tenter la cure des difformités survenues par l'effet de cicatrices dues à la brûlure, dans toute autre région du corps. C'est alors du moins que l'emploi de la compression sur l'angle de l'œil, de lunettes et des autres moyens orthophthalmiques, est, pour ainsi dire, de rigueur. Toutefois, le strabisme fixe par adhérence n'est pas encore, comme on le voit, une contre-indication absolue de l'opération.

§ 4. *Strabisme avec paralysie.*

Quand les yeux se dévient par défaut d'innervation, il semble bien que la section des muscles doive être impuissante pour remédier à la difformité. Ici on a plusieurs sortes de paralysie. Tantôt, en effet, elle tient à une maladie sérieuse du cerveau qui compromet la vie, qui ne permet pas de songer à l'opération du strabisme; d'autres fois elle se borne à l'un des nerfs qui se distribuent dans l'orbite. Il se peut alors que le nerf de la sixième paire en soit seul atteint, d'où un strabisme convergent. Si la troisième paire ou le nerf moteur oculaire commun est affecté près de sa source, on a un strabisme externe avec immobilité complète de l'œil. Si l'une des branches de ce cordon nerveux est seule paralysée, l'œil, quoique dévié en dehors, peut encore se mouvoir, soit en haut, soit en bas, soit en dedans, selon les muscles restés intacts.

Dans le strabisme avec paralysie, il est clair que la section des muscles doit être le plus souvent inutile, et que ce genre de strabisme est véritablement une contre-indication de l'opération. Cependant j'établirai là deux genres : 1° paralysie complète, entretenue par une lésion, soit d'un point déterminé du cerveau, soit du corps même du nerf, et dont les progrès ne sont pas encore arrêtés. Alors point d'opération. Traiter la paralysie, est la seule indication à remplir; 2° la paralysie, au contraire, n'est que partielle ; aucun signe de lésion cérébrale ne l'accompagne; elle est ancienne, paraît définitive, ne varie plus depuis plusieurs années ; l'œil est encore susceptible de certains mouvemens, de certaines oscillations dans les directions étrangères à celle de la déviation. Il y a alors lieu de pratiquer l'opération pour peu que le malade la désire ; il convient seulement de le prévenir du peu de chance qu'elle offre en pareil cas, et des légers, très légers avantages qu'il en pourra retirer. L'un des premiers malades que j'aie opérés (c'était en septembre 1840) avait un strabisme convergent par suite d'une paralysie du muscle droit externe. L'œil fut redressé, put exécuter de légers mouvemens en dehors et en dedans, et conserva ses mouvemens normaux d'élévation et d'abaissement. Je m'explique ce résultat par la division du muscle droit interne, le seul qui fasse équilibre au droit externe, en admettant que les muscles obliques, agissant de concert, conduisent un peu l'œil en dehors, et que les rubans internes des muscles droits supérieur et inférieur viennent au secours du muscle coupé, comme les rubans externes au secours du muscle paralysé. C'est sans doute pour n'avoir pas songé à ce mécanisme que M. Cunier (*Myotomie dans le strabisme*, etc., page 87), qui eût connaissance de mon opération, a cru devoir la blâmer en la rejetant d'une manière absolue pour le strabisme avec paralysie.

Je l'ai renouvelée depuis à titre d'essai chez deux malades affectés de strabisme divergent. Chez l'un, l'œil n'avait perdu que son mouvement d'adduction; la section du muscle droit externe ramena l'œil dans le centre de l'orbite. Les mouvemens ne se rétablirent point du côté interne, et il en résulta une sorte de fixité de l'organe. Cependant le strabisme resta détruit, et la seconde difformité était infiniment moins choquante que la première.

Dans l'autre cas, le résultat de l'opération, quoique malheureux au fond, ne m'en a pas moins paru très concluant. Il s'agit d'un homme âgé de cinquante-neuf ans, tourmenté de maux de tête depuis huit ans, affecté de strabisme divergent depuis quatre ans, et qui avait un commencement de chute de la paupière supérieure, en même temps qu'une paralysie presque complète des muscles droits interne, supérieur et inférieur ; je dis presque complète, car cet homme pouvait encore porter l'œil de quelques millimètres en haut, en bas, et du côté de l'axe visuel. Voulant absolument être opéré, quoique je lui eusse dit que, selon toute apparence, l'opération ne réussirait pas chez lui, il se fit admettre à l'hôpital. Après la division du muscle droit externe, l'œil se redressa sans difficulté ; mais, comme je craignais qu'il reprît sa position déviée, je recommandai l'emploi du bandage compressif dont il a été question plus haut. Au lieu d'être appliqué par l'élève qui en avait l'habitude, et que j'en avais chargé, ce bandage fut placé par un autre élève qui voulait s'exercer à ce genre de pansement. La compression fut si forte, et porta si directement sur l'œil, que des douleurs vives en furent la suite, le jour même, dans toute la cavité de l'orbite. Le lendemain, je trouvai la paupière supérieure boursouflée et le siège d'une phlegmasie diffuse. L'inflammation gagna le tissu cellulaire ; un chemosis intense survint ; un érysipèle proprement dit s'établit sur toute la figure, gagna le reste de la tête et le cou pour revenir au bout de dix jours sur le visage, réactiver la suppuration de la paupière et l'inflammation de l'œil, qui finit par suppurer lui-même vers la fin de la troisième semaine. Quant au redressement de l'organe, il ne s'en est pas moins maintenu jusqu'au bout, et il est difficile de supposer que la déviation se fût reproduite si les accidens dont je viens de parler ne s'étaient point montrés. Au demeurant donc, le strabisme avec paralysie ne contre-indique l'opération que dans un certain nombre de cas et non pas d'une manière absolue. Seulement il ne permet qu'un redressement généralement incomplet de l'œil, qu'une diminution dans la difformité, et non pas le rétablissement parfait des mouvemens de cet organe.

§ 5. *Amaurose.*

Beaucoup de strabiques ont d'abord été pris pour des amaurotiques ; en fermant l'œil sain on s'aperçoit qu'ils voient mal ou qu'ils voient à peine de l'œil dévié ; la pupille de cet œil est plus ou moins dilatée. Maintenant on sait à quoi s'en tenir là-dessus, et il est démontré que cette prétendue amaurose tient au défaut d'action de l'œil qui en est affecté. Il ne faudrait pas en conclure cependant que l'amaurose véritable ne se rencontre jamais chez les strabiques.

Ceux qui ont soutenu que, dans l'amaurose vraie ou apparente, le strabisme ne doit pas être combattu par l'opération, s'en sont laissé imposer par un raisonnement vicieux. D'abord l'amaurose ne modifie pas l'action musculaire de l'œil; ensuite on ne peut pas douter que la section des muscles puisse tout aussi bien être suivie du redressement de cet organe chez les amaurotiques que chez les personnes qui ont conservé la vue. Il est vrai qu'en redressant l'œil on pouvait craindre de ne pas remédier à l'amaurose ; mais, comme l'amaurose n'est point une difformité et que le strabisme ne tourmente qu'à titre de difformité, on ne voit pas pourquoi, s'il leur reste un œil sain, les amaurotiques ne désireraient pas aussi bien que les autres se mettre dans le cas de ne plus loucher. Tout ce que l'on peut dire, c'est que, si la cause de l'amaurose consiste en une maladie du nerf optique ou du cerveau, si elle compromet la vie du malade, si, comme lésion matérielle, elle n'est pas encore bornée, il ne serait pas prudent de s'occuper du strabisme. Hors de là, l'amaurose, loin d'être une contre-indication, est au contraire une raison qui doit porter à redresser l'œil, car nous verrons bientôt que ce redressement est souvent suivi d'une amélioration notable dans la faculté de voir.

§ 6. *Maladies générales, tumeurs dans l'orbite.*

Une contre-indication formelle et que personne ne peut nier, se tirerait de la présence de quelques tumeurs osseuses, fibreuses, cancéreuses de l'intérieur ou du contour de l'orbite. La déviation, étrangère au muscle de l'œil, ne mérite pas alors d'occuper le chirurgien. Quand la personne atteinte de strabisme est d'ailleurs malade, il est prudent aussi de différer chez elle l'opération. Ne compromettant aucune fonction, ne constituant qu'une difformité *désagréable*, le strabisme, conservé quelques mois de plus, ne peut guère contrarier une personne mal portante. Comme, soit par son influence sur le moral, soit par son action directe sur les tissus, une opération quelconque peut toujours aggraver les maladies dont le sujet qui la supporte était affecté antérieurement, il vaut mieux, quand on rencontre des strabiques de cette catégorie, les engager à attendre. Ainsi, on ne doit pas opérer s'il existe quelque inflammation aiguë du crâne ou de la figure, quelque maladie sérieuse du nez, de la bouche ou du pharynx, quelque érysipèle, quelque affection un peu grave du système respiratoire, du système circulatoire, du système digestif. Il serait prudent aussi de s'en abstenir chez les femmes enceintes, dans tous les cas enfin où il peut survenir un état fébrile. Il est bien entendu qu'une affection purement locale des membres n'empêcherait point de passer outre, ne serait pas une contre-indication.

§ 7. *Age des malades.*

L'enfance et la vieillesse ont d'abord été mises en dehors du cercle de l'opération du strabisme. Peut-être, en effet, convient-il de ne point pratiquer cette opération aux extrêmes de la vie. Après soixante ans, ce n'est plus guère la peine de se débarrasser d'une pareille infirmité, et dans le tout jeune âge on peut espérer de la voir s'effacer d'elle-même. On se tromperait néanmoins en s'imaginant que l'opération est impossible chez ces deux classes de louches. Elle réussit, au contraire, tout aussi bien chez les vieillards et les petits enfans que chez les adultes. On pourrait même établir que ses chances sont d'autant plus nombreuses que le sujet qui la supporte est plus jeune; la section des tissus n'a pas besoin d'être aussi étendue sur un enfant que sur un adulte pour produire un effet égal, tandis qu'elle doit l'être un peu plus chez un vieillard. Si donc on n'opère pas au commencement et à la fin de la vie, c'est plutôt par convenance que par nécessité. Rien ne s'opposerait, par exemple, à ce qu'on opérât les personnes très avancées en âge, si elles y tenaient, si elles le voulaient. L'opération aurait chez elles le même succès que chez les jeunes sujets, pour peu qu'on eût pris la précaution de débrider un peu largement les annexes du muscle rétracté.

J'ai opéré des malades âgés de cinquante-deux, de cinquante-cinq et de cinquante-huit ans, qui s'en sont parfaitement bien trouvés.

Quant aux enfans, je ne les opère qu'à partir de l'âge de trois ou quatre ans. On m'en a présenté qui n'avaient que deux ans ou deux ans et demi, trois ans et demi même, et j'ai refusé de les opérer. A cette époque de leur vie, l'opération n'est d'aucune valeur et ne pourrait satisfaire que le coup-d'œil de leurs parens. Si, pour en favoriser le succès, il devenait utile d'employer quelques moyens secondaires, cela offrirait trop d'embarras. Les causes du strabisme disparaissent et reparaissent si souvent à quelques mois d'intervalle dans les premières années de la vie, que le mal pourrait très bien se reproduire après l'opération, de même qu'il se dissipe assez souvent sans elle.

Toutefois, après la quatrième année, si le strabisme est déjà ancien, je ne vois plus de raison pour différer. S'il est vrai que plus tard l'opération offrira moins de difficultés, que l'enfant s'y prêtera mieux, il l'est aussi qu'avec une trop longue temporisation, on court risque de voir l'œil s'affaiblir de plus en plus, et cesser d'être propre à distinguer aussi nettement que l'autre les objets. Il est, en outre, si facile de maîtriser l'indocilité des enfans pendant l'opération du strabisme, et cette opération provoque si peu d'accidens, se réduit à si peu de chose, qu'il serait imprudent de s'exposer à quelque perturbation de la vue dans l'unique but d'en reculer le moment. Ainsi les très jeunes enfans et les vieillards ne doivent pas être soumis à l'opération du strabisme, non que cette opération ne puisse leur être appliquée, mais bien parce que les uns n'en ont plus besoin, et parce qu'elle n'est pas encore urgente chez les autres.

§ 8. *Strabisme double.*

Beaucoup de strabiques louchent ou semblent loucher des deux yeux en même temps, soit qu'il s'agisse de strabisme convergent, soit dans les cas de strabisme divergent. On s'est demandé s'il convenait en pareil cas d'opérer les deux yeux dans la même séance; puis, quelques praticiens en sont venus à soutenir que l'opération d'un seul côté suffit pour redresser les deux yeux. Il en est aussi qui n'ont pas craint de proposer l'opération des deux côtés, même dans les cas où il n'y a qu'un œil de dévié; tant il est vrai que l'idée la plus étrange trouve toujours parmi les hommes quelque tête assez *hardie* pour l'appuyer.

Si les deux yeux sont positivement déviés en même temps et au même degré, il convient de les soumettre à l'opération le même jour. L'opération alors ne réclame pas de chaque côté une aussi large dissection que si l'on ne s'attaquait qu'à un seul œil. En outre, le malade se trouve ainsi débarrassé en moitié moins de temps qu'il n'en faudrait dans l'autre système, et les suites de la section des tissus ne sont pas plus sérieuses pour les deux côtés que pour un seul. Je n'ai eu qu'à me louer de cette conduite jusqu'à présent.

Lorsque le strabisme est manifestement plus prononcé d'un côté que de l'autre, lorsque l'individu qui louche a la vue beaucoup moins nette du côté de l'œil le plus dévié que de celui qui l'est le moins, lorsqu'il reste du doute, enfin, sur l'existence du strabisme double, j'ai adopté le principe de n'opérer d'abord que d'un côté. Tous les exercices auxquels on soumet les malades, et qui ont été recommandés pour distinguer les cas de strabisme réellement double de ceux qui ne le sont qu'en apparence, trompent fréquemment le praticien. Si donc quelque embarras existe sous ce rapport, il n'y a aucun inconvénient à n'opérer d'abord que d'un côté. Cette première opération étant effectuée, rien n'empêche, au surplus, de la répéter immédiatement sur l'autre œil, si l'on constate que sa déviation persiste absolument au même degré qu'auparavant. Si, au contraire, elle semble moins fixe ou moins prononcée, j'attends huit, quinze ou vingt jours avant de passer à l'autre côté.

J'ai guéri de nombreux strabiques qui paraissaient loucher des deux yeux, en n'opérant que du côté le plus positivement dévié. On voit ainsi l'œil sain reprendre insensiblement sa direction normale et se mettre plus ou moins promptement en rapport de direction avec l'œil redressé. Je dois même citer un jeune avocat, qui paraissait loucher des deux yeux, que je n'opérai cependant que d'un œil en décembre 1840, et qui aujourd'hui offre plutôt une légère divergence que de la convergence des deux côtés.

Quant à opérer les deux yeux, même dans le strabisme monocle, comme M. Elliot (*British medical and chirurgical foreign review,* 1841), M. Guérin, etc., semblent le conseiller, je ne crois pas que ce soit une doctrine qui mérite d'être discutée sérieusement.

Ainsi, opérer le seul œil dévié, quand le strabisme est simple; opérer l'œil qui louche le plus quand le strabisme est peu marqué d'un côté; opérer sur les deux yeux, quand le strabisme est évidemment double, telle est la pratique que j'ai constamment suivie, et qui me paraît devoir être généralisée.

ARTICLE X.

BIENFAITS DE L'OPÉRATION.

L'opération du strabisme peut amener deux bienfaits : le redressement des yeux; l'amélioration de la vue.

A. *Redressement des yeux.*

La section des muscles du côté dévié met très positivement l'œil en mesure de reprendre sa position normale. Ce fait, maintenant accompli, avait besoin d'expériences nombreuses et du temps pour arriver à la démonstration; au début de l'opération, la question devait nécessairement rester indécise. Ceux qui prétendaient en donner la solution alors se trompaient ou voulaient tromper soit les médecins, soit le public. Il était impossible, en effet, de conclure rigoureusement des suites immédiates au résultat définitif de l'opération. De ce que l'œil d'un louche venait d'être redressé par la section de quelques muscles, il n'en résultait pas nécessairement que le strabisme ne dût pas se reproduire plus tard; *à priori*, on pouvait l'espérer sans doute; mais pour conclure absolument, il fallait la sanction du temps. Toute la difficulté entre les divers opérateurs était là. Les uns, soit par ignorance, soit par défaut de logique, soit par spéculation, voulaient agir, dès le principe, comme si la question eût été formellement jugée. Les autres, pesant le pour et le contre, soutinrent, au contraire, que les premiers essais devaient être suivis avec soin, avec attention; qu'il fallait les répéter, qu'ils ne pouvaient pas être concluans; que, pour en apprécier la valeur, il fallait nécessairement laisser écouler plusieurs mois. De là des débats qui, comme on l'a vu, sont parfois sortis des bornes de la gravité scientifique et de la courtoisie des habitudes sociales. Voyant qu'on cherchait à entraver leur ardeur, les hommes de la première catégorie se sont emportés, ont mal interprété les objections qui leur étaient adressées, ont pris pour des injures le langage modérateur qui leur était tenu par les autres. Il en est même qui ont poussé leur colère, *feinte ou réelle*, jusqu'à vouloir prouver qu'ils avaient raison *les armes à la main!* L'un de ces énergumènes n'a dû étonner personne en agissant de la sorte. Son habitude des camps, sa science contestable et son amour du bruit, lui rendaient de telles provocations toutes naturelles ; mais nous avons tous vu avec chagrin un opérateur d'un certain mérite, un membre de l'Académie, précéder dans cette voie le *ferrailleur* dont je viens de parler.

Une circonstance qui causa beaucoup d'hésitation d'abord, c'est la reproduction du strabisme quelques jours ou quelques semaines après l'opération, quoique les yeux eussent paru tout-à-fait redressés par l'action du bistouri (1). J'ai déjà dit que sur près de trente opérés, dont M. Cunier me rendait compte en décembre 1840, ce praticien avait vu le strabisme reparaître au bout d'une, deux, trois, quatre semaines, de deux, trois, quatre ou cinq mois, chez vingt et quelques malades. Une dame de haut parage, Mme d'A...., qui avait été opérée par M. Dieffenbach à Berlin, et qui avait été donnée comme guérie, n'en était pas moins louche à un très haut degré six mois après. Quelqu'un m'écrivait après l'avoir vue : « Le strabisme de Mme d'A... subsiste comme avant l'opération, qui a eu lieu au mois de juillet 1840, et qui offrit dans les premiers temps d'excellens résultats. » Or, comme on avait annoncé partout que M. Dieffenbach réussissait constamment, on trouvait dans ce fait une contradiction peu encourageante qui permettait toutes sortes de suppositions. Entre autres malades opérés par M. Guérin qui croyait aussi n'avoir point eu d'in-

(1) « J'ai opéré une jeune demoiselle ; pendant huit jours je n'ai reçu que des complimens sur sa guérison, dit M. Burggrave (Cunier, *Myot. ocul.*, p. 43), mais le neuvième jour le mal est revenu comme de plus belle! »

succès par son second procédé, j'avais l'observation de M. H..., opéré des deux yeux au commencement de janvier 1841, et qui vers le milieu de l'année louchait tout autant qu'avant l'opération. Ayant vu de mon côté le strabisme se rétablir chez plusieurs des malades opérés par moi en septembre, octobre et novembre 1840, quoique le redressement de leurs yeux eût paru se maintenir pendant huit, quinze, vingt et trente jours, je ne pouvais pas avoir la conviction que les résultats primitifs de l'opération pussent être considérés comme définitifs avant une plus longue expérience. Aujourd'hui l'état des choses est tout autre ; dix-huit mois sont venus contrôler nos faits ; ces faits se sont montrés au nombre de plusieurs milliers ; chacun a pu en suivre, en observer des centaines ; leur appréciation est d'ailleurs à la portée de tout le monde, car il suffit de regarder pour voir si la personne qui louchait est encore ou n'est plus strabique.

Actuellement on se demande pourquoi tant de strabiques qu'on a crus guéris immédiatement après les premières opérations ont retrouvé leur déviation bientôt après, tandis que c'est à présent un fait exceptionnel. Trois raisons me paraissent pouvoir être invoquées à cette occasion.

§ 1. *Illusion de l'opérateur.*

Une circonstance qui a dû tromper, qui m'a induit en erreur moi-même, et qu'il était cependant facile de prévoir, c'est la faculté qu'a l'œil dévié de se redresser, de se porter dans tous les sens, quand on tient l'autre œil fermé. C'est là une particularité assez surprenante d'abord et qui montre qu'on s'est mépris en comparant les déviations de l'œil aux déviations des membres, quant à la nature de leurs causes. Dans le pied-bot, en effet, les muscles ou les tendons sont tellement raccourcis ou atrophiés, qu'il n'est plus possible de les allonger ni par la volonté du malade, ni par des tractions étrangères à l'individu. Dans le strabisme, au contraire, dès qu'on ferme l'œil sain, l'œil dévié se redresse, se meut dans tous les sens avec la plus entière liberté, sans effort, sans fatigue, par la seule volonté, et même en quelque sorte à l'insu du malade. De plus, j'ai vu sur le cadavre de quelques strabiques morts sans être opérés, que les muscles de l'œil n'offraient aucune altération notable, soit dans leur épaisseur, soit dans leur longueur, soit dans leur aspect tendineux ou charnu, en les comparant à ceux d'un sujet dont les yeux étaient restés droits toute la vie, ou en comparant ceux du côté dévié avec ceux du côté opposé (1). L'altération des muscles qu'on croyait rétractés est si peu manifeste même, que si M. Simonin (*Du strabisme*, p. 10), les a trouvés augmentés d'épaisseur, d'autres ont cru les avoir trouvés plus minces. Sur une vieille femme strabique dès l'enfance, morte à plus de quatre-vingts ans, et dont M. Bouvier nous a montré l'orbite, il eût été impossible de distinguer le muscle droit interne du côté louche, du muscle correspondant du côté sain.

Ayant soin de couvrir l'œil normal d'un bandeau ou de le fermer d'une manière quelconque pendant l'opération, les chirurgiens, oubliant les particularités précédentes, purent croire un instant avoir redressé l'autre, avoir réussi d'abord. La division des tissus, qu'elle fût convenable ou non, complète ou incomplète, donnait l'idée de faire mouvoir l'œil sur-le-champ dans différentes directions. Constatant alors qu'il pouvait sans effort se porter d'un angle de l'orbite à

(1) Un de ces cas vient d'un homme de trente ans, strabique de naissance et des deux yeux en dedans.

l'autre, en haut et en bas, on s'y méprit facilement, et l'on dut croire à un résultat parfait, quoique le débridement du muscle fût insuffisant. La méprise dut même se prolonger dans quelques cas pendant un temps assez long, car quelques opérateurs, et moi tout le premier, nous prîmes l'habitude de laisser l'œil sain couvert, dans le but de forcer l'œil opéré à s'exercer, à conserver une bonne direction. Je ne doute donc pas que bon nombre de récidives n'aient été qu'apparentes, et qu'on ne doive les attribuer à la circonstance que je viens de signaler.

C'est d'ailleurs là un fait dont le charlatanisme de Taylor semble avoir déjà tiré parti dans la première moitié du dernier siècle. Lecat ne manque pas effectivement de dire qu'après son opération, Taylor couvrait l'œil sain; que l'œil louche se redressait aussitôt, et que le public criait au miracle.

§ 2. *Division incomplète des parties.*

Ce premier point étant éclairci, passons à un autre. Les récidives ont dû tenir aussi à une section incomplète des muscles, ou bien à un débridement trop restreint des lamelles fibro-celluleuses du voisinage. Les premiers échecs réels de M. Roux, de M. Sédillot, de M. Amussat, de M. J. Guérin, et les miens, doivent être rapportés en grande partie à cette cause. En effet, me bornant à accrocher le muscle pour le tendre et le trancher d'un coup de serpette, je me gardais avec soin de reporter l'instrument au fond de la plaie, de diviser après coup les brides qui pouvaient être restées sur la sclérotique, d'agrandir soit par en haut, soit par en bas, l'incision des aponévroses, tant je redoutais les grandes plaies, les dissections étendues dans l'orbite. Il est clair aujourd'hui, qu'en procédant de la sorte, j'ai dû laisser plusieurs fois des portions de muscle, des brides résistantes, qui auront suffi pour reproduire la déviation. Il paraît difficile aussi que des insuccès pareils ne se soient pas montrés partout dans les premiers temps de la pratique des opérateurs. Si M. Dieffenbach, si M. Phillips en sont venus à conseiller d'aussi larges dénudations, et jusqu'à l'excision d'une partie du muscle, c'est qu'évidemment la division simple du cordon charnu avait échoué entre leurs mains. Il n'est pas possible qu'avant d'être éclairés par l'expérience, ils aient procédé de prime abord, comme ils le font maintenant. Voilà, par conséquent, deux classes de récidives à ne plus compter, qui n'appartiennent point à l'opération bien faite. Reste la troisième catégorie.

§ 3. *Dispositions difficiles à maîtriser.*

Je regrette de me trouver ici en contradiction avec M. Bonnet, qui regarde la récidive du strabisme comme à-peu-près impossible. Soutenant que l'œil, une fois bien redressé, ne peut plus reprendre sa position vicieuse, M. Bonnet se trompe manifestement. J'ai opéré plusieurs louches affectés d'un strabisme convergent ou d'un strabisme divergent, chez lesquels les yeux, restés droits pendant quinze jours, sont redevenus louches. Ces cas sont peu nombreux, il est vrai, mais enfin j'en ai rencontré plusieurs. J'en ai même deux où cette récidive s'est montrée deux fois. On m'objecterait en vain qu'il était resté des brides musculaires, tendineuses, aponévrotiques ou celluleuses, car j'avais eu soin de dénuder entièrement la sclérotique sur son côté interne, depuis le muscle droit inférieur jusqu'au muscle droit supérieur, de l'absterger, de la râcler en quelque sorte avec le bec des ciseaux ou le crochet mousse.

J'ai trouvé aussi plusieurs individus dont la déviation était si résistante, qu'après la dissection dont je viens de parler, l'œil ne s'est redressé qu'à moitié. En ce moment encore, (avril 1842), j'ai à l'hôpital de la Charité un jeune homme âgé de vingt ans que j'ai déjà opéré deux fois du même œil, en ayant soin de découvrir, de dénuder la sclérotique jusqu'au nerf optique, et pourtant cet œil, que le malade tournait librement en dehors et de tous côtés, s'est dévié de nouveau vers le nez, vingt jours après l'opération. Dire qu'un œil resté droit, parfaitement droit, pendant trois semaines, ne reprendra pas sa position vicieuse, n'est pas non plus aussi rigoureusement exact que le soutient M. Bonnet. J'ai vu, dans quelques cas, très rares il est vrai, la déviation reparaître en partie soit en dedans, soit en dehors, chez des personnes opérées depuis deux et quatre mois.

Les récidives du strabisme sont d'ailleurs moins difficiles à comprendre que ne l'imagine mon très honorable confrère de Lyon. S'il est vrai que les deux bouts du muscle coupé ne se réunissent pas, qu'un tissu nouveau s'établisse dans leur intervalle, il l'est aussi que ce tissu nouveau, qui tient lieu d'un tendon, est susceptible, en se consolidant, de se rétracter, de se raccourcir, de contracter des adhérences de plus en plus étendues avec les tissus voisins pendant plusieurs mois. On ne voit pas enfin pourquoi le travail de réorganisation, qui doit s'opérer entre l'œil et ses annexes, ne se maintiendrait pas au fond de l'orbite long-temps après la cicatrisation de la plaie extérieure, chez un certain nombre d'individus. Au demeurant, que M. Bonnet (p. 157, 158) admette ce genre de récidive, ou ne l'admette pas comme possible, ce n'en est pas moins un fait dont la réalité ne peut pas être contestée aujourd'hui.

Quant aux récidives des premières semaines, et à la difficulté de redresser complétement les yeux de certains louches, elles dépendent de causes diverses. J'ai déjà dit que le strabisme convergent très ancien pouvait se maintenir, malgré la section complète du muscle droit interne et de ses dépendances fibro-celluleuses, par suite de la brièveté du côté correspondant de la sclérotique. A cela je ne conçois aucun remède, et, si on pouvait le savoir d'avance, il vaudrait mieux ne pas opérer.

Lorsque ces embarras tiennent à l'action d'une bandelettes des muscles droits supérieur et inférieur, il ne m'est pas démontré que la disposition précédente ne doive pas être invoquée en même temps. Ici, du reste, la section des rubans qui résistent peut être pratiquée, et la récidive se trouver ainsi prévenue. Seulement il importe de ne pas s'abandonner à de pareils débridemens sans nécessité, attendu que ce serait s'exposer à la saillie de l'œil, à l'exophthalmie, à la fixité de cet organe.

J'ai opéré un certain nombre de louches qui avaient une disposition soit primitive, soit accidentelle, tout-à-fait anormale des muscles. Après avoir divisé la conjonctive vis-à-vis le bord inférieur du muscle droit interne, par exemple, j'ai vu que les ciseaux ne glissaient pas bien, chez eux, sur la sclérotique. Ayant eu recours au crochet mousse, j'ai pu constater alors que le muscle était adhérent à la sclérotique jusqu'à la partie postérieure de l'œil, au lieu d'en être séparé par les lamelles ordinaires de la région, si bien qu'il était impossible de l'isoler, qu'il a fallu le couper faisceau par faisceau, depuis le voisinage de la conjonctive jusqu'auprès du nerf optique et depuis le muscle droit inférieur jusqu'au muscle droit supérieur. Une seule fois j'ai trouvé un muscle à trois languettes antérieures, comme M. Phillips rapporte en avoir observé plusieurs. J'ai dit plus haut que, dans quelques cas de strabisme fixe, ces adhérences en nappe du muscle droit m'avaient paru dépendre d'anciennes inflammations purulentes de l'orbite, mais je dois ajouter que chez deux autres malades cet état avait tous les caractères d'une organisation primitive. Bien que le succès ne soit pas impossible, il faut pourtant convenir que la récidive en pareil cas n'a rien qui doive surprendre. On devine qu'aussi largement divisés, les faisceaux charnus se combineront avec les tissus intermédiaires, se recolleront facilement à la sclérotique et pourront reporter invinciblement l'œil dans le sens de sa première déviation.

Il arrive, en outre, chez certains malades, que, soit par crainte de la douleur, soit par inintelligence, l'œil opéré reste immobile pendant plusieurs jours en sortant des mains du chirurgien. Il peut même arriver que le malade tienne cet œil aussi fortement que possible dans le sens du strabisme qu'on a voulu détruire. J'ai vu alors la récidive s'établir dès le lendemain par l'effet d'une réunion par première intention de tous les tissus divisés. Une jeune fille, âgée de neuf ans, m'en offrit un exemple parfait au commencement de 1841; l'opération fut aisée, complète : les deux yeux étant ouverts, celui qui venait d'être opéré resta parfaitement droit; il s'agissait d'un strabisme convergent ancien très prononcé. Trois jours après, quand on reconduisit la jeune fille à l'hôpital, nous trouvâmes son strabisme rétabli comme avant l'opération. Les tissus s'étaient si bien réunis dans le grand angle de l'œil, qu'on ne voyait là ni inflammation ni plaie. Je réopérai l'enfant deux jours plus tard; on lui tint un bandeau sur l'autre œil pendant une semaine, et, cette fois, la guérison s'est maintenue entière.

Dans quelques cas encore, l'inflammation, plus intense qu'il ne conviendrait, détermine dans les tissus, qui contractent de nouvelles adhérences avec l'œil, une induration trop grande, puis une rétraction insensible qui reproduit à divers degrés la difformité primitive.

§ 4. *Récidive.*

Ce qui précède prouve-t-il qu'il ne soit pas toujours *possible* de redresser les yeux louches? Envisagée dans toute sa rigueur logique, cette question pourrait être résolue par la négative, comme l'a fait M. Bonnet, car, *absolument parlant*, un chirurgien habile et un malade décidé à tout, ne trouveront guère d'yeux définitivement rebelles. Si la section d'un muscle ne suffit pas, on peut atteindre, je le sais, les muscles voisins. Du muscle droit ou des muscles droits on peut passer aux muscles obliques. Si la division du droit interne entraîne un strabisme divergent, on peut attaquer le muscle droit externe. Si l'œil se dévie de nouveau après avoir été redressé, on peut sans doute encore le redresser une ou plusieurs fois. Il est possible, en un mot, de l'opérer à tant de reprises diverses, qu'en s'y entêtant des deux côtés, on parviendra à le maintenir droit. Mais est-ce ainsi que la question doit être entendue? Pour moi, je ne le pense pas; d'abord il est rare que ces opérations si compliquées, ou qu'on est obligé de répéter un certain nombre de fois, n'entraînent pas quelques-uns des inconvéniens signalés dans un autre chapitre; c'est alors qu'on doit s'attendre à voir survenir ou l'exophthalmie, ou l'éraillement des paupières, ou l'affaissement de la caroncule, ou la fixité de l'œil, ou quelque chose d'incertain, de singulier dans le regard.

De plus, il faut nécessairement établir une division dans ce qu'on appelle les résultats heureux de l'opération du strabisme, admettre une classe de *succès complets* et une classe de *résultats qui laissent encore quelque chose à désirer*.

J'appelle succès complets :

1° Ceux où il est difficile, à moins d'y regarder de très près, de deviner que la personne ait jamais louché et qu'elle ait été opérée;

2° Ceux dans lesquels l'œil conserve sa mobilité, reste d'accord avec son congénère dans ses mouvemens, n'est ni plus saillant ni plus éraillé que l'autre, où la caroncule n'a pas disparu, où le regard ne laisse rien apercevoir de particulier.

Dans l'autre catégorie, je place :

1° Les persones dont l'œil opéré reste habituellement droit ou presque droit, mais de manière à subir encore une légère déviation, soit dans un sens, soit dans un autre, par momens, surtout quand le malade est ému ou sous l'influence de quelque perturbation morale;

3° Ceux dont l'œil ne peut se porter qu'imparfaitement dans le sens de son ancienne déviation;

4° Ceux dont la caroncule est aplatie, dont la commissure des paupières reste légèrement écartée, dont l'œil est un peu plus saillant que l'autre, ou dont le regard n'est pas parfaitemenl assuré.

Comparés à ce qu'ils étaient auparavant, tous ces opérés

ne sont pas reconnaissables. Dans le monde on ne s'aperçoit guère de ces légères discordances, et il faut y faire attention pour les remarquer, de sorte que c'est encore un résultat très satisfaisant; mais enfin, pour être juste, il ne faut pas le donner comme parfait.

Envisagée sous ce point de vue, l'opération du strabisme, sur environ 300 exemples m'a donné un résultat que je résumerai ainsi, et dont la série de notes suivantes montrera un spécimen. Chez la moitié des opérés qui se sont conformés aux précautions indiquées après l'opération, le redressement des yeux n'a rien laissé à désirer ni primitivement ni définitivement. Dans l'autre moitié j'en trouve un tiers où le succès n'a été qu'incomplet, et rentre dans la seconde catégorie dont je parlais tout-à-l'heure, c'est-à-dire, qu'il est resté chez les malades de ce tiers-là soit une très légère déviation en haut, en bas, en dehors ou en dedans, soit un peu de fixité ou de saillie de l'œil, soit une légère discordance dans les axes ou dans les mouvemens des deux yeux, soit une altération visible de la caroncule lacrymale, soit un certain embarras indéfinissable dans l'ouverture et l'aspect des paupières.

Les deux autres tiers de cette dernière moitié comprennent les cas d'insuccès véritable. J'appelle ici insuccès ceux où une déviation en sens opposé succède à la première, où la déviation primitive s'est rétablie en tout ou en partie, où l'œil, au lieu de se tourner en dehors ou en dedans, se dévie en haut ou en bas, où l'exophthalmie, l'immobilité, la fixité du regard, l'incertitude dans les mouvemens de l'œil, sont assez manifestes pour être visibles à tous les yeux. J'appelle insuccès tous ces cas, parce que les malades qui me les ont présentés, n'ayant fait que changer de difformité, conservaient une physionomie disgracieuse, qui frappe tout le monde, après comme avant l'opération. Sans doute que plusieurs des malades dont je parle en ce moment auraient obtenu de meilleurs résultats s'ils avaient voulu se soumettre ponctuellement à nos conseils ; mais on leur avait tant dit dans les feuilles politiques que cette opération était plus simple qu'une saignée, qu'elle n'exigeait aucun soin, que la plupart d'entre eux, venant se faire opérer à l'hôpital le matin, se conduisaient, rentrés chez eux, sous le rapport du régime et des occupations, comme si leur œil n'avait pas été touché. Je me garderai donc bien de juger la valeur absolue de l'opération du strabisme, d'établir la proportion exacte des succès et des insuccès qui doivent la suivre, d'après les faits qui me sont propres, ni d'après les autres faits connus.

On n'arrivera sous ce rapport à un jugement équitable que dans quelques années. L'opération du strabisme, rentrée dans le cadre de la chirurgie générale, ne sera plus pratiquée alors, il faut l'espérer, que par des chirurgiens consciencieux, qui la soumettront, soit avant, soit pendant, soit après, à toutes les précautions convenables, et qui en surveilleront les suites avec soin. Mon appréciation semble d'ailleurs assez conforme, au fond, à celle de M. Bonnet lui-même ; car après tout, ce chirurgien, qui regarde la récidive du strabisme comme à-peu-près impossible; ne s'en borne pas moins à énumérer (p. 162, 163) cinquante-quatre exemples seulement de succès complet sur les trois cents opérations qu'il a pratiquées. J'accorde que, comme il le dit, beaucoup de ses opérés qu'il n'a pas revus sont probablement dans le même cas ; mais j'admets aussi comme probable qu'il n'aurait pas pu en indiquer beaucoup plus de cent cinquante dans la catégorie des succès parfaits.

8.

Je dois ajouter, au surplus, que la statistique est excessivement difficile en pareil cas, si l'on tient à l'établir d'une manière exacte. Il me serait à-peu-près impossible, par exemple, de la faire porter sans crainte d'erreur sur plus de cent cinquante cas en ce qui me concerne, quoique j'aie pratiqué près de trois cents fois l'opération du strabisme. Une réflexion bien simple suffit pour montrer la difficulté d'un pareil travail. La plupart des malades qui viennent se faire opérer dans les établissemens publics arrivent de différens lieux, et s'en retournent presque tous, immédiatement après chez eux. Malgré mes recommandations, il en est un grand nombre qui se sont dispensés de revenir se montrer à l'hôpital. Parmi eux, j'en ai trouvé qui ne comprenaient pas que ce pût être utile, d'autres, qui ne jugeaient pas devoir s'en donner la peine, et un certain nombre, parce que, pour venir à la consultation le matin, ils se trouvaient obligés de déranger leurs travaux de la journée. Une foule de strabiques venant des environs de Paris ou de la province et d'une assez grande distance, sans vouloir rester au-delà de quelques jours parmi nous, n'ont pas permis non plus de constater définitivement leur état. Il est donc réellement impossible de savoir au juste ce qui advient à une certaine proportion des individus auxquels on a tenté de redresser les yeux.

Pénétré de ces difficultés, j'ai pris dès le commencement la précaution, pour les malades du dehors, de conserver leur adresse, et de les faire surveiller pendant deux, trois et quatre mois, en cas qu'ils n'eussent pas assez de déférence pour venir me montrer leurs yeux à l'hôpital aux époques indiquées. Un élève, dont je ne puis trop louer le zèle en cette circonstance, M. Gouraincourt, s'est donné la peine de les aller voir de huit en huit jours, ou de quinze en quinze jours, et de prendre note de tout ce qui leur arrivait. J'ai pu rassembler ainsi environ cent cinquante observations détaillées dont je présente ici le résumé. Comme ces observations ont été recueillies indistinctement sur tous les sujets qui sont restés à notre portée, il est permis de croire qu'elles représentent approximativement la proportion des succès, des demi-succès, des insuccès qui appartiennent à la masse de mes opérés, et je doute, qu'au demeurant, ceux qui ont annoncé de si merveilleux résultats aient en réalité obtenu beaucoup mieux que ce qui ressort de mon tableau.

§ 5. *Résumé des observations.* (1)

1° *Strabisme convergent accidentel. Section du muscle droit interne gauche.* — Barat (Joséphine), 18 ans, rue de Lille. — Cinq jours après, bourgeon de la grosseur d'une groseille. Lotions d'eau fraîche. Section du bourgeon six semaines après. Vision améliorée. Ce strabisme, qui était accidentel et qui survint en nourrice, à ce que dit la mère, causait une absence de vision à-peu-près complète.

2° *Strabisme convergent accidentel. Section du droit interne et d'une portion du droit supérieur.* — Barbilliers, âgée de 11 ans, rue de l'Université, 102. — Huit jours après, bourgeon à l'angle interne de l'œil. Suppuration assez manifeste. Eau blanche. L'inflammation disparut, mais il resta un peu de suppuration. Trois semaines après, œil dans l'état à-peu-près naturel, sauf le bourgeon. Un peu d'inflammation après l'enlèvement de ce tubercule.

Amélioration très marquée dans la vision. Auparavant, les

(1) Il est nécessaire de faire remarquer, pour l'intelligence du texte, que, dans ces observations, c'est M. Gouraincourt qui parle.

objets apparaissaient doubles. Les caractères les plus fins d'un livre peuvent être aperçus et assemblés sans la moindre hésitation. Le succès est complet ; on ne pourrait dire bien positivement quel est l'œil opéré.

3° *Strabisme convergent congénial. Section du droit interne.* — Mademoiselle Dupré, rue de Sèvres, 63. — Le strabisme très prononcé de cette jeune fille a été complétement détruit par la section seule du muscle que nous venons de nommer. Pendant huit à dix jours, œil assez enflammé, pour que l'on ordonne le collyre avec le sucre de saturne. La jeune fille n'y voyait point à coudre ni à lire, de l'œil dévié, avant l'opération ; elle fut étonnée ensuite d'y voir aussi bien que de l'autre. Le bourgeon tomba de lui-même vingt ou vingt-cinq jours après sa formation.

Succès complet. L'on ne saurait dire quel est l'œil qui a été opéré.

4° *Strabisme convergent de l'œil droit.* — Louis Journeau, 33 ans, rue Saint-Victor, 121. — Les lames intermusculaires offrirent une grande résistance aux ciseaux ; l'œil parut à-peu-près droit après l'opération. Le malade ne voulut pas, quinze jours après, revenir avec moi pour se faire redresser complétement la vue. Je le vis encore au bout de douze jours, ce qui faisait vingt-sept jours depuis son opération. L'opération avait amené de l'amélioration ; mais l'œil était encore dévié. Comme il était très facile à enlever, je pris sur moi de faire la section du petit bourgeon d'un coup de ciseaux, et tout se passa fort bien.

5° *Strabisme convergent. Section du droit interne et d'une portion du droit inférieur.* — Foucard, tailleur, 33 ans, rue de Seine Saint-Germain, 40, opéré des deux yeux, le 6 avril 1841. — L'historique de cet homme, touchant les faits qui se sont passés depuis l'opération jusqu'à ce jour, mérite que nous nous y arrêtions un instant.

Très effrayé avant qu'on eût songé à porter le bistouri sur ses yeux, ce fut bien autre chose quand il eut éprouvé la petite douleur inséparable de l'opération, et qu'il se sentit les deux yeux enveloppés. Rentré chez lui, il se figura avoir une forte fièvre, se coucha, fit diète, et resta pendant sept jours au lit sous l'influence de cette idée. Ses yeux s'enflammèrent un peu. Il revint à l'hôpital seize jours après, une canne à la main, semblant ne pouvoir se traîner et n'osant ouvrir les yeux. Des lotions avec de l'eau de saturne furent prescrites pour le tranquilliser. Ce jour-là, je le vis : ses yeux étaient droits ; aujourd'hui, l'œil droit est redressé ; le gauche offre les caractères d'un strabisme divergent, surtout quand le sujet regarde fixement. Si on ferme cet œil et qu'on le rouvre subitement, on le voit converger, puis, par un mouvement oscillatoire de bas en haut et de côté, il diverge et reste indéfiniment dans cette position. Replacez le doigt, le même phénomène se reproduit exactement.

6° *Strabisme convergent de l'œil droit. Section du droit interne.* — Marie Mignel, 23 ans, domestique, rue Bailleul. — Strabisme congénial ; opérée le 3 mai 1841 ; tout s'est bien passé ; eau blanche ; il ne s'est point formé de bourgeon. Cette fille affirme ne pas y voir mieux qu'auparavant. L'œil est très droit et ne laisse rien à désirer : on ne dirait pas qu'il ait subi la moindre opération.

7° *Strabisme convergent de l'œil gauche, opéré le 3 mars 1841. Section du droit interne.* — Edouard Ansous, 37 ans, rue Bleue, 3. — Rien de remarquable. Il ne s'est point formé de bourgeon : larmoiement, photophobie pendant quinze jours. — J'ai été voir cet homme le 2 mai, et il m'a répondu très résolument qu'il était si enchanté de la manière dont son œil était redressé et de la manière dont sa vue était améliorée, qu'il ne balancerait pas à se faire opérer l'autre s'il était dévié. En effet, le succès est complet. On ne saurait dire quel est l'œil qui a été opéré.

8° *Strabisme convergent des deux yeux; section du droit interne et d'une portion du droit inférieur.* — Thonet (Louise), 11 ans, rue du Cloître Saint-Merry, 22.—Opérée de l'œil droit le 25 mars; cette enfant couvrit son œil, et bientôt il survint une suppuration assez abondante; les lèvres de la plaie, au lieu de se réunir immédiatement, se plissèrent sur elles-mêmes. Eau blanche, petite compression tant pour réunir les lambeaux de conjonctive que pour bien fixer l'organe, pendant deux jours. Le recollement définitif des lèvres de la plaie eut lieu. Il ne se forma point de bourgeon. — L'autre œil, qui était aussi dévié (œil gauche), a nécessité la même section, et il ne s'est point formé d'excroissance. — L'enfant prétend y voir d'une manière plus distincte. Elle dit qu'ayant les yeux de travers, il lui semblait voir double. Actuellement ses yeux sont bien droits, parfaitement droits.

A l'âge de 4 ans, cette enfant eut des convulsions *internes*. Un matin, à la suite d'une attaque assez forte qui fut suivie de syncope, les yeux se déviérent complétement et sont restés depuis dans cette position.

9° *Strabisme convergent de l'œil droit. Section du droit interne.* — Dalle, 30 ans, rue de la Tixeranderie, 53; opéré le 5 mars 1841. Lames intermusculaires tenaces sous les branches des ciseaux. Il fallut diviser largement pour accrocher le muscle. Rentré chez lui, cet homme ne fit aucune attention à son œil, et travailla pendant tout le reste de la journée. Il survint une inflammation vive, suivie d'un suintement puriforme abondant. Des topiques furent de suite appliqués, et le mieux se montra au bout de trois jours. Gros bourgeon excisé le 25 mars. Dès ce moment, plus de larmoiement ni d'inflammation ; aujourd'hui, encore un peu de rougeur, mais l'œil ne fait éprouver aucune chaleur ni aucune cuisson au malade.

Œil parfaitement droit ; un peu d'exophthalmie.

Cet homme y voit bien mieux qu'auparavant : il louche un peu de l'œil gauche, qui n'a pas été opéré, mais l'inflammation survenue au premier l'effraie.

A dix ans, s'amusant avec un de ses camarades, il fut forcé par lui de regarder de travers. « Regarde comme moi, lui dit-il, ou sinon des coups. » Le pauvre garçon obéit, et ses yeux se dévièrent ainsi.

10° *Strabisme convergent de l'œil droit. Section du droit interne.* — Mademoiselle Honorine, rue de la Lanterne, 4 ; opérée le 7 avril. Aucune inflammation. Après douze jours, tout est rentré dans l'ordre le plus parfait. Point de bourgeon. Aujourd'hui, l'œil est fort droit ; mais la jeune fille, qui ne pouvait lire de cet œil auparavant, n'y voit pas mieux maintenant.

Elle attribue son strabisme à des convulsions *internes*. Ces convulsions durèrent huit jours, à l'âge de six ans.

11° *Strabisme convergent de l'œil gauche. Section du droit interne.* — Pierré Leroy, 20 ans, rue Saint-Jacques-la-Boucherie, 4. Les suites de l'opération ont été satisfaisantes. Un peu d'inflammation éteinte par des lotions avec l'eau fraîche. Il ne s'est point formé de bourgeon, si ce n'est une légère excroissance piriforme que j'ai excisée. L'œil paraît plus à nu que le droit, et tend à se cacher sous la paupière supérieure ; il ne diverge ni ne converge. Le malade en est très irrité.

Ce strabisme est congénial et héréditaire ; le père, la mère et la sœur louchaient.

12° *Strabisme convergent accidentel de l'œil droit.* — Madame Adolphe, aux Batignolles ; opérée le 15 mai. L'œil s'enflamma un peu. Bains de pieds, lotions avec l'eau fraîche ; bourgeon qu'on excise.

Succès complet, quant au redressement ; mais la vue n'est pas améliorée.

Elle prétend loucher depuis l'âge de six ans. A cette époque, elle fit une chute violente qui lui a tordu le nez, et, par un effet singulier, son œil fut dévié.

13° *Florentin Debroc*, cordonnier, rue du Petit-Lion, 1. Opéré le 14 mai 1841 pour un strabisme convergent de l'œil gauche, ce garçon présente actuellement l'un des plus beaux cas de redressement de l'œil. Quant à la vue, qui était faible auparavant, elle n'est pas meilleure actuellement.

A la suite de l'opération, il y a eu une inflammation assez vive ; mais elle a été éteinte par le collyre ordinaire.

Ce strabisme survint à l'âge de six ans à la suite de convulsions.

14° *Mademoiselle Joséphine Cursol*, 26 ans, au grand Montrouge. Opérée des deux yeux pour un strabisme convergent, le 22 janvier 1841. L'inflammation fut manifeste deux ou trois jours après ; on la saigna deux fois ; elle prit des bains de pieds avec sel et vinaigre ; lotions avec l'eau blanche ; plus tard le collyre ordinaire.

Tout caractère inflammatoire disparut bientôt.

Il ne s'est point formé de bourgeon ; yeux droits.

Le strabisme est venu à la suite de convulsions, à l'âge de deux ans.

15° *Strabisme convergent de l'œil droit. Section du muscle droit interne et d'une portion du droit supérieur.* — Jean Bourgeois, âgé de 26 ans, sellier, rue de Bourgogne, 11; opéré le 16 février 1841; revu le 25 juillet suivant. Rougeur légère; bourgeon à l'angle interne, qui a disparu sans excision.

Actuellement, 25 juillet, l'œil est fort droit, et on ne pourrait dire quel est celui des deux yeux qui a subi une opération.

Amélioration dans la vision? On ne peut rien spécifier. — Strabisme congénial.

16° *François Bardin,* 19 ans, cordonnier, rue du Cherche-Midi, 34. Opéré des deux yeux, le 15 janvier 1841, pour un *strabisme convergent.* La section du muscle droit interne fut seule pratiquée. J'ai vu ce garçon, le 20 mars; l'inflammation étant encore notable, les cils étaient encroûtés. Je fis tomber toutes ces croûtes; je lotionnai bien l'œil, et le malade se trouva soulagé. Je lui prescrivis le collyre détersif au sulfate de zinc; une huitaine après, il vint à l'hôpital et ses yeux allaient bien mieux. On coupa deux énormes bourgeons.

Aujourd'hui 12 juin, ce garçon est venu à l'hôpital. L'œil droit diverge sensiblement; la vision, assez peu distincte avant l'opération, n'est pas améliorée.

A l'âge de sept ans, ce jeune homme prétend avoir eu un catarrhe pulmonaire, et c'est pendant cette maladie que ses yeux se sont déviés.

17° *Strabisme convergent de l'œil droit. Section du droit interne.* — Joseph Jourdan, 17 ans, serrurier, rue du Petit-Thouars, 35. Opéré le 26 avril, ce jeune homme travailla à son retour chez lui, comme la veille. L'œil ayant été exposé long-temps à la lueur du fer incandescent, le lendemain l'inflammation fut vive. Il lava la partie malade avec de l'eau de sureau.

Lotions avec le collyre au sulfate de zinc, petite compression. Après six jours, l'œil allait merveilleusement. Un peu de pommade au précipité blanc, après enlèvement préalable des croûtes, ramena tout à bien ; œil bien droit ; la vision cependant n'est pas meilleure qu'auparavant. On a enlevé un petit bourgeon le 24 mai. Le strabisme était congénial.

18° *Section du droit interne*. — Joseph Huard, rue Galande, 31 ans ; opéré le 15 mars 1841. L'œil qui convergeait beaucoup, diverge actuellement d'une manière assez marquée. En outre, l'œil opéré semble plus grand que l'autre. Il y eut un peu d'inflammation et de suppuration. Le sujet n'y voit pas mieux qu'auparavant. Le strabisme survint à la suite d'une coqueluche accompagnée de quelques convulsions.

19° *Napoléon Grassard*, 19 ans, rue aux Ours, 3. Ce garçon est chiffonnier. Ce n'est pas par luxe, dit-il, qu'il est venu se faire opérer, mais parce que *ça l'a pris comme ça*. Il louchait de l'œil droit. On lui coupa le droit interne seulement. Il revint le 15 février, quinze jours juste après l'opération ; je le vis dans la cour de l'hôpital et lui demandai ce qu'il venait faire ; il me répondit qu'on lui avait dit de venir se montrer, et qu'il s'était rendu à cette invitation, un petit bourgeon existait à l'angle interne de l'œil.

Du reste, il prétendait y voir bien mieux qu'auparavant à chercher les vieux chiffons ; l'œil était fort droit.

C'est à l'âge de trois ans, à la suite de convulsions, que son œil se dévia.

20° *Strabisme convergent des deux yeux opéré par la*

section du droit interne. — Fille Catherine, rue des Batignolles, 13; 6 avril 1841. Inflammation assez vive par l'imprudence de la malade qui a cousu peu de temps après; repos; lotions d'eau fraîche. Des tubercules se sont formés; yeux droits. La vue n'est guère meilleure qu'auparavant.

21° *Strabisme convergent de l'œil droit.* — *Section du muscle droit interne et d'une portion du droit supérieur.* — Joséphine Morizet, âgée de 23 ans, lingère, rue de la Chaise; opérée le 2 juin 1841, vue le 12, le 15, et le 23 août. Trois bourgeons se sont successivement montrés à l'angle interne. Ils n'ont apparu qu'après la sortie de la malade de l'hôpital. Yeux droits.

22° *Strabisme convergent des deux yeux.* — François, 27 ans, portefaix, rue Quincampoix, 10. — Ce garçon d'une faible complexion, d'une assez mauvaise santé, a eu à 15 ans une fièvre cérébrale. C'est pendant cette grave maladie que ses yeux se sont déviés. Il est venu à la Charité le 3 mars, on lui a fait la section du droit interne de chaque œil et d'une portion du droit inférieur. Il est revenu le 24 avril. Il ne s'est point formé de bourgeon. Je l'ai revu le 27 mai, et j'ai remarqué que ses yeux divergeaient un peu. La vue mauvaise avant l'opération est meilleure actuellement; mais le grand jour le fatigue encore ; ce n'est que le soir qu'il dit y voir beaucoup mieux.

23° *Strabisme convergent accidentel de l'œil droit.* — *Section du droit interne.* — Grenoud (Eugénie), blanchisseuse, 21 ans, rue des Fossés Saint-Victor. — Cette jeune fille, assez faible de constitution et chlorotique en apparence, a été opérée le 11 avril. Je l'ai revue par hasard le 22 juin; après l'opération, pendant un mois, l'œil a été enflammé. Des lotions d'eau blanche ont tout rétabli. Mais l'œil se porte un peu vers la paupière supérieure. Pas de bourgeon.

Ce strabisme est venu pour avoir voulu imiter pendant fort long-temps, à 8 ans, une compagne qui louchait.

24° *Strabisme convergent de l'œil droit (congénital). — Section du droit interne et d'une portion du droit inférieur.* — Nicolle (fille), nourrisseuse, boulevard des Amandiers. — Opérée le 5 mars, revue le 2 juin. Point de bourgeon après l'opération. Inflammation pendant 8 jours. Lotions à l'eau fraîche. L'œil a une physionomie très normale. Il est droit, mais la vue est faible comme devant.

25° *Strabisme convergent de l'œil droit. Section du droit externe.* — Louise-Catherine, rue des Batignolles, 13. — Elle a été opérée le 3 avril ; je l'ai revue le 10 juin. Il était à peine possible de dire quel était l'œil qu'on avait redressé. Plus de rougeur à l'angle interne ; point de bourgeon ; les paupières comme auparavant ; pas la moindre tache à l'œil. Strabisme venu à la suite de convulsions, pendant l'enfance.

26° *Strabisme convergent de l'œil gauche. Section du droit interne.* — Jean Hélouis, garçon de cave, à Sèvres. — Opéré le 6 février, revu le 1er mai. Trois bourgeons venus tour-à-tour ont été excisés par un chirurgien de Versailles. Il reste un peu de divergence. Strabisme congénial.

27° *Strabisme convergent de l'œil gauche, congénial. Section du droit interne.* — Madame Christiani, 35 ans, rue de Babylone, 25. — Inflammation qui dura quinze jours. Lotions avec l'eau blanche, puis avec le collyre.

Opérée le 7 mars, vue le 7 juin.

L'œil est parfaitement droit ; le bourgeon formé a été

excisé trente-deux jours après l'opération. La vue lui semble fort améliorée; elle coud et lit mieux qu'auparavant.

28° *Strabisme convergent de l'œil gauche, survenu à la suite d'un accès violent d'hystérie, à l'âge de 16 ans.* — Elisa Bergons, 21 ans, place de la Bourse. — Sujette à de violentes céphalalgies, actuellement dans une maison publique comme fille de joie; son œil a bien guéri. Pas de bourgeon; l'œil est admirablement droit; la vue, susceptible seulement de faire la différence du jour d'avec la nuit, n'est pas améliorée.

29° *Strabisme convergent, congénial de l'œil gauche. Section du droit interne.* — Louise, 18 ans, rue Neuve-Saint-Augustin. — Cette fille se trouve dans une maison publique; l'opération a complétement réussi. L'œil est parfaitement droit; il n'y a eu ni bourgeon ni suppuration; en quinze jours, tout a été rétabli. Opérée le 10 mars, revue le 11 juin; l'œil gauche est en tout semblable au droit.

30° *Strabisme convergent de l'œil gauche, survenu à la suite d'une attaque d'hystérie. Section du droit interne.* Rosière (Nathalie), 24 ans, rue du Cadran; opérée le 17 mars, revue le 28 mai. L'œil convergeait et était porté, en outre, vers la paupière supérieure avant l'opération. Il ne converge plus, mais il conserve la seconde position; pas de bourgeon; légère inflammation pendant huit jours. Depuis l'opération, attaque d'hystérie très forte et très longue; l'œil n'en est pas moins resté droit.

31° *Strabisme convergent accidentel de l'œil gauche. Section du droit interne.* — Baptiste Héclard, 30 ans, marchand d'habits, rue des Prouvaires; opéré le 10 mars, revu le 30 mai. L'œil m'a paru fort droit à ma première visite; pas de bourgeon; point de taches; pas la moindre apparence d'opération ; écartement naturel des paupières ; un peu de larmoiement et de photophobie. Je suis retourné le 24 juin pour voir ce qui s'était encore passé ; mais je n'ai plus retrouvé le malade.

Ce strabisme lui vint à la suite de la variole, qu'il eut à dix-sept ans.

32° *Strabisme convergent de l'œil gauche. Section du droit interne.* — Louis Anillon, 37 ans, ouvrier passementier, rue de la Planche ; opéré le 12 février, revu le 30 mai. Point d'inflammation, point de bourgeon ; l'œil est parfaitement bien redressé ; il ne laisse rien à désirer ; il a un aspect très normal. Le jeune homme affirme y voir mieux qu'auparavant à travailler à son état ; point d'apparence de taches.

A quinze ans, il a eu la variole ; et c'est à cette époque que son œil s'est dévié ; l'autre œil est parfaitement sain.

33° *Strabisme convergent de l'œil gauche. Section du droit interne.* — Emilie Josse, 19 ans, couturière, rue Neuve-Saint-Gilles ; opérée le 26 février, revue le 30 mai. Pendant quinze jours, suppuration ; lotions avec le collyre au sulfate de zinc ; après trois jours de traitement, plus de suppuration ; formation d'un bourgeon, que j'ai excisé le 7 mars. L'œil est parfaitement droit ; la vue n'est point améliorée ; point de taches sur l'œil.

Strabisme survenu pendant une attaque d'hystérie, à l'âge de dix-sept ans.

34° *Strabisme convergent de l'œil gauche.* — Robert, garçon bourrelier, 27 ans, hôtel de l'Espérance, rue Saint-Victor ; opéré le 6 mars ; revu le 28 du même mois et le 30 mai. Formation d'un gros bourgeon que j'ai excisé. Lotions avec l'eau blanche. Le 30 mai, aucune divergence ; l'œil était droit ; plus de trace de bourgeon ni d'inflammation.

La vue est double. Strabisme survenu durant une fièvre cérébrale qu'il eut à 19 ans.

35° *Strabisme convergent de l'œil gauche. Section du droit interne.* — Louis Claisse, 20 ans, serrurier, rue Mouffetard; opéré le 1er mars, revu le 6 juin. Point d'inflammation, point de bourgeon. L'œil est parfaitement droit. Point de taches. Ce jeune homme, sujet à de violens maux de tête depuis son jeune âge, pense que telle est l'origine de son strabisme.

36° *Strabisme convergent de l'œil gauche. Section du muscle droit interne.* — Alphonse Bastide, 20 ans, étudiant en droit; opéré le 4 mars, vu le 27 juin. L'inflammation a été peu intense et s'est dissipée dans l'espace de trois jours sous l'influence du collyre saturné.

Actuellement les yeux sont très droits et ne présentent pas la moindre trace d'opération. Le jeune homme ne sait trop s'il y voit mieux maintenant qu'auparavant. Strabisme venu à l'âge de 15 ans pour avoir voulu regarder attentivement et dans une position peu favorable un tableau de mathématiques.

37° *Strabisme convergent de l'œil droit. Muscle droit interne.* — Eugénie Mathian, 22 ans, rue St.-Jean-de-Beauvais; opérée le 7 mars, vue le 20 juin. Pas d'inflammation ni de bourgeon. L'œil n'a nécessité de lotions d'aucune sorte. Il est parfaitement droit. Déformation des paupières aucune. La vue n'est pas améliorée.

Le strabisme est héréditaire. La mère est louche du même œil.

38° *Strabisme convergent des deux yeux. Dénudation entière de la sclérotique à l'angle interne.* — Jean Louvois, serrurier, 35 ans, rue Guisarde; opéré le 31 mars, vu le 12 juin. L'œil droit de convergent est devenu un peu divergent.

L'œil gauche est très droit. Ce garçon clignotte perpétuellement depuis son opération. Il prétend que sa vue est sensiblement améliorée. Pas de bourgeon.

Strabisme héréditaire. Sa mère, qui demeure à Caen, est louche des deux yeux. Ses deux frères le sont aussi; mais tous les deux d'un seul œil et de l'œil droit.

39° *Strabisme convergent de l'œil gauche. Section du droit interne.* — Jean Essal, 10 ans, rue St.-Honoré; vu le 28 mai, opéré le 3 février. — Collyre au sulfate de zinc pendant 6 jours. Formation d'un bourgeon, que j'ai excisé 20 jours après. L'œil est un peu porté vers la paupière supérieure. De plus, on remarque un peu de vacillation, quand l'enfant regarde fixement.

Cet enfant est d'une constitution cachectique; il a souvent des maux de tête violens. On ne sait trop comment lui est venu ce strabisme. Il a eu la rougeole; à 5 ans on l'a mené à la campagne, un mois après il en est revenu louche.

40° *Strabisme convergent de l'œil droit. Section du droit interne. Section répétée deux fois : la 1re le 19 février, la 2e le 26 du même mois.* — Julie Lasalle, 11 ans, passementière, rue St.-Martin. — La première fois, inflammation nulle. Réunion par première intention. La seconde fois, l'inflammation a duré 15 jours. Collyre au sulfate de zinc. Revue le 16 mai; plus de convergence. Mais la vue n'a point été améliorée.

Strabisme par suite de variole à l'âge de 3 ans.

41° *Strabisme convergent de l'œil droit. Section du droit interne.* — Honorine, 21 ans, fille de joie, rue Cœur-Volant; opérée le 31 mars. — Je l'ai rencontrée une fois dans la rue, le 5 juin. On aurait eu peine à croire qu'elle avait été opérée. L'œil était aussi droit que possible. Rien d'anormal dans cet œil. Mais la vue, faible auparavant, n'a rien gagné. Il y a eu pendant 10 jours une inflammation qui a été éteinte avec de l'eau fraîche. Point de bourgeon.

Lors de l'opération, elle avait un écoulement blennorrhagique.

Strabisme survenu à 16 ans par suite d'une attaque d'hystérie.

42° *Strabisme convergent des deux yeux.* — Emmanuel Langlois, 30 ans, maître-maçon, demeurant à Fontainebleau. — Je n'ai pu le suivre que pendant 15 jours, mais tout avait l'air de bien se passer. Après 10 jours, plus d'inflammation; point de bourgeon; les yeux étaient droits. Le droit semblait se porter un peu vers la paupière inférieure.

A l'âge de 22 ans, il tomba d'un premier étage, et se fractura le tibia (il boite encore un peu). On le coucha. Il eut très mal à la tête pendant toute la nuit, et le lendemain on s'aperçut qu'il louchait horriblement des deux yeux.

43° *Strabisme convergent de l'œil droit. Dénudation entière à l'angle interne.* — Louis Niort, 14 ans, charretier, à la Petite-Villette; opéré le 30 avril, vu le 13 juin. Il y a encore un peu de convergence; point d'inflammation et point de bourgeon.

Il voit à peine de cet œil, comme avant l'opération; on remarque, sur la cornée, deux taches en forme de demi-cercles.

Ce jeune homme avait reçu une poignée de sable dans l'œil. Il y eut mal pendant un mois; le gonflement fut excessif, et, après la guérison, le strabisme se montra.

44° *Strabisme convergent de l'œil droit. Dénudation entière de la sclérotique à l'angle interne.* — Victor-Amédée Masson, 32 ans, commis de magasin, rue Montorgueil; opéré le 29 mars, revu le 18 avril. Quinze jours après, enchanté de son opération, il voulut se réjouir, mais il attrapa une chaudepisse si bien conditionnée, qu'il eut, précisément à l'œil opéré, une ophthalmie blennorrhagique; il a perdu l'œil dans l'espace de vingt-quatre heures.

Strabisme congénial.

45° *Strabisme convergent de l'œil droit. Section du droit interne.* — Emile Marchand, 32 ans, sans profession, rue de la Tixeranderie; opéré le 29 janvier, vu le 6 juin. Pas d'inflammation ni de bourgeon. L'œil est droit, et ne présente pas la moindre altération.

46° *Strabisme convergent de l'œil droit. Section du droit interne.* — Charles Grassot, 25 ans, scieur de long, à Passy; opéré le 14 avril, vu le 30 juin. Point d'inflammation appréciable; point de bourgeon. Avant l'opération, il ne pouvait lire de cet œil; il en est encore de même; l'œil est parfaitement droit.

Strabisme congénial.

47° *Strabisme convergent de l'œil droit.* — Zoé Mulard, 21 ans, couturière, rue Saint-Victor; opérée le 24 mai, vue le 27 juin. Point d'inflammation; point de bourgeon; le jour de ma visite, on ne voyait plus de trace d'opération. L'œil est parfaitement droit.

Strabisme venu par suite de variole.

48° *Strabisme convergent de l'œil droit.*—Adolphe Millet, 18 ans, bijoutier, quai des Orfèvres; opéré le 15 mars, revu le 6 juin. Le succès est complet; l'inflammation a été très peu de chose; point de bourgeon.

Le malade s'était figuré pouvoir mieux travailler à son état en faisant améliorer sa vue; mais il paraît qu'il n'y a rien de changé; elle est aussi imparfaite qu'auparavant.

Strabisme héréditaire. La mère et la sœur louchent du même œil.

49° *Strabisme convergent de l'œil gauche. Section du muscle interne.* — Catherine Château, 27 ans, domestique, rue du Cherche-Midi; opérée le 10 mars, vue le 8 juin. Inflammation pendant quinze jours, due sans doute à la malpropreté de cette fille; point de bourgeon; point de diplopie actuellement; mais, du 10 mars au 22 du même mois, elle a vu *double*. Le 23 au matin, ce vice n'existait plus; l'œil est parfaitement droit; on dirait que cette fille n'a jamais louché.

Strabisme congénial, mais non héréditaire.

50° *Strabisme convergent de l'œil droit. Section du droit interne.* — Paul Charrasse, 26 ans, portefaix, rue Galande; opéré le 2 février, revu le 28 du même mois et le 2 mai. Inflammation pendant six jours, éteinte par des lotions d'eau fraîche; le regard semble un peu fixe. Du 3 février au 12 du même mois, il y voyait double, et déjà il commençait à être peu satisfait; mais cela se passa le 13 février, et son contentement reparut. Actuellement, l'œil est parfaitement droit; pendant la diplopie, il était aussi très droit; la vue est toujours faible.

Strabisme congénial, mais non héréditaire.

51° *Strabisme convergent de l'œil droit. Section du droit interne.* — Luce Jean, 27 ans, bourrelier, rue de l'Université; opéré le 2 mars, revu le 23 mai. Rien de remarquable. Lotions simples à l'eau fraîche. Diplopie qui dura quinze jours; le travail de ce malade en souffrait beaucoup; il ne fit aucun traitement; la diplopie a disparu seule. Depuis ce temps, tout s'est bien passé; l'œil a seulement un peu de tendance à se porter vers la paupière supérieure ; la vue était faible auparavant ; elle l'est encore au même degré.

L'imitation fut cause de son strabisme. Il paria, à douze ans, de regarder comme un de ses camarades qui louchait; on voit qu'il a réussi parfaitement.

52° *Strabisme convergent de l'œil droit.* — Victorine Roux, 18 ans, couturière, petite rue Taranne ; opérée le 5 mai, vue le 4 juillet. Un peu de rougeur pendant trois jours : quoiqu'elle eût travaillé dès le lendemain, aucun autre symptôme inflammatoire ne survint ; la vue a été trouble pendant huit à dix jours ; il lui semblait voir des brouillards ; mais tout s'est éclairci. L'œil est si droit qu'on dirait qu'elle n'a jamais subi d'opération ; aucune altération dans l'œil. Elle ne pouvait coudre du droit ; actuellement, elle y voit mieux.

Strabisme congénial.

53° *Strabisme convergent de l'œil droit.* — Eugénie, fille naturelle, 21 ans, fleuriste, rue Saint-Martin ; opérée le 2 février, revue le 4 juillet. Aucun symptôme inflammatoire ; point de bourgeon ; le redressement est aussi complet que possible. Auparavant, cette fille ne pouvait distinguer combien on lui montrait de doigts; il en est actuellement de même; cependant les objets paraissent un peu plus colorés;le rouge lui paraît plus vif qu'auparavant. Elle aime à le regarder.

Strabisme survenu à la suite de la variole, à l'âge de 10 ans.

54° *Strabisme convergent de l'œil droit. Section du muscle droit interne.* — Etienne Grangez, garçon d'écurie, à Romainville ; opéré le 14 mars et revu le 6 juin. Revenu chez lui, il a porté pendant cinq à six jours un bandeau sur l'œil opéré. Au bout de ce temps, il l'a retiré ; mais l'œil est devenu très malade en une soirée. Il a employé de l'eau alcoolisée en lotions. Après quinze jours, tout s'est calmé. L'œil est encore un peu convergent; et, de temps en temps, le sujet a des maux de tête, le soir; quelquefois encore de la photophobie et du larmoiement aux approches de la nuit; mais l'opéré se frotte sans cesse l'œil avec ses mains sales; peu d'amélioration dans la vue.

Strabisme congénial.

55° *Strabisme convergent de l'œil droit. Dénudation entière de la sclérotique à l'angle interne.* — Louis Montillon, 13 ans, aux Batignolles; opéré le 10 avril, revu le 14 juin. Succès complet. Sa mère, qui ne pouvait le faire lire de cet œil, y parvient actuellement; de plus, l'enfant ayant l'habitude de pencher la tête du côté gauche quand il voulait lire, l'a perdue complétement.

Strabisme par suite de convulsions, à 3 ans.

56° *Strabisme convergent de l'œil gauche.* — Emmanuel Guilbert, 28 ans, maçon; opéré le 3 juin, revu le 2 juillet.

L'œil est très droit; il ne s'est point formé de bourgeon; il n'y a pas eu d'inflammation. Cet homme ne sait trop s'il y voit mieux à présent qu'auparavant; redressement remarquable.

Strabisme congénial héréditaire; son père et son frère sont louches.

57° *Strabisme convergent de l'œil droit.* — Sautto, 40 ans, cordonnier, rue de la Cité; opéré le 12 avril, vu le 29 juin. Rougeur et suintement pendant huit jours; collyre au sulfate de zinc pendant deux jours; le redressement est complet; il n'y a exactement rien d'anormal dans l'œil; la vue est aussi faible qu'auparavant; la sclérotique a été entièrement dénudée à l'angle interne.

Strabisme survenu à la suite de convulsions, à l'âge de 2 ans.

38° *Strabisme convergent de l'œil droit. Section du muscle droit interne.*—Louis Lecamus, 20 ans, valet de chambre; opéré le 2 février, revu le 1er mai. L'inflammation a duré trois semaines. Il est venu trois fois à la consultation. L'eau blanche fut infructueuse d'abord; le collyre au sulfate de zinc fit tout disparaître. Deux bourgeons se sont formés successivement. L'œil est resté passablement droit. Il converge encore un peu. La vue est faible, comme auparavant. Le gauche auquel on n'a point touché est aussi un peu convergent. Ce garçon a un regard assez bizarre. Strabisme congénial, mais non héréditaire.

59° *Strabisme convergent de l'œil droit. Muscle droit interne.*—Louise Friquet, 35 ans, jardinière à Suresne; opérée le 9 avril, vue le 2 juin. Succès remarquable. Redressement complet. Point de bourgeon ni de rougeur.— Eau fraîche en lotions pendant 8 jours. Vue faible comme auparavant. Les caractères des titres de livre peuvent être lus; les petits caractères paraissent confus; auparavant elle ne pouvait point lire du tout.

A 5 ans elle voulut loucher pour s'amuser; renouvelant ce jeu souvent, elle loucha ensuite malgré elle.

60° *Strabisme convergent (œil droit). Muscle droit interne.*—Michel Riche, 32 ans, domestique, rue Saint-Nicolas, 12; opéré le 12 février, vu le 6 juin. Pas d'inflammation ni de bourgeon. L'œil se porte un peu vers la paupière supérieure. Il ne pouvait lire de cet œil auparavant, il en est actuellement de même. L'œil opéré change continuellement de position. Il vacille; une personne qui le regarde est fatiguée de ce mouvement convulsif. Le malade s'en aperçoit à peine : il le sait parce qu'on le lui a dit.

Il ignore quand ce mouvement a commencé. — Strabisme congénial.

61° *Strabisme convergent de l'œil droit. Section du droit interne.* — Caroline, 17 ans, fleuriste, rue Saint-Denis, 19; opérée le 17 mai, vue le 6 juin. Cette jeune fille est sujette à des attaques d'hystérie. C'est pendant une de ces attaques que lui est venu son strabisme.

Tout s'est bien passé, point de bourgeon. Inflammation éteinte par le collyre au sulfate de zinc. L'œil est parfaitement droit.

Strabisme congénial.

62° *Strabisme convergent de l'œil droit. Muscle droit interne.* — Eugénie Maltan, 22 ans, rue des Trois Chandeliers, 10; opérée le 14 avril, vue le 6 juin. Le redressement de cet œil est très remarquable. Il est impossible de dire de quel œil cette fille louchait. Elle n'a pas eu d'inflammation ni de bourgeon. Elle s'est seulement lavée avec de l'eau fraîche le jour de l'opération. La vue n'est pas améliorée. Auparavant elle ne pouvait coudre passablement de cet œil, actuellement il en est de même.

Strabisme congénial.

63° *Strabisme convergent de l'œil droit. Section du droit interne.* — Baptiste Dubois, 29 ans, sculpteur, rue de la Bûcherie, 9; opéré le 26 avril, vu le 6 juin. J'ai excisé le bourgeon qui s'était formé, et le sujet s'est lotionné l'œil avec l'eau blanche, pendant 5 à 6 jours. Le redressement est complet. On ne dirait jamais que ce garçon a louché. Il ne sait s'il y voit mieux qu'auparavant. Il n'a pu me répondre là-dessus, et ma question lui a paru singulière,

Strabisme congénial et héréditaire. Sa mère louche aussi.

64° *Strabisme convergent de l'œil droit. Section du droit interne.* — Elisa Colasse, blanchisseuse, rue des Arcis, 12 ; opérée le 17 février, revue le 16 mai. Pendant un mois l'œil a divergé passablement, la malade n'y voyait point double. La divergence a diminué insensiblement. Actuellement elle est moins prononcée. Une inflammation s'est montrée 15 jours après l'opération. Ce qui tient à ce que la malade voulut plisser des colerettes, et fixa du blanc pendant assez longtemps. Le collyre au sulfate de zinc eut un plein effet, et, après 4 jours, tout fut rétabli. Sa vue lui semble améliorée. On ne voit rien d'anormal dans son œil. Peu de divergence.

Strabisme venu à l'âge de 8 ans pour avoir voulu imiter de ses compagnes qui louchaient.

65° *Strabisme convergent de l'œil droit. Section du droit interne et d'une portion du droit supérieur.* — Agathe, 19 ans, fille de la salle Saint-Vincent (hôpital de la Charité); opérée le 2 avril, revue plusieurs fois jusqu'au 30 mai. — Des lotions d'eau blanche ne purent calmer l'inflammation assez vive qui survint. Le collyre au sulfate de zinc fut, selon l'habitude, bien plus efficace; en 6 jours toute rougeur disparut. L'œil est un peu divergent, mais la déviation est à peine marquée. Il n'y a pas grande amélioration dans la vue. Le sujet, avant l'opération, voyait à coudre. Pas d'écartement des paupières.

Strabisme congénial.

66° *Strabisme convergent de l'œil droit. Droit interne.* — Paul Héralt, 27 ans, garçon menuisier, rue Madame ; opéré le 1er mars, vu le 24 mai. L'œil est parfaitement droit, et semble n'avoir jamais été dévié. Le malade ne pouvait et ne peut lire de cet œil. Il n'y a eu aucune inflammation; on n'a employé aucun résolutif. Point de diplopie.

Strabisme venu sans cause appréciable. C'est à 10 ans qu'il s'en est aperçu. Il est sujet à de violens maux de tête.

67° *Strabisme convergent de l'œil droit. — Section du droit interne.* — Adolphe Vial, 35 ans, serrurier, rue Gît-le-Cœur; opéré en mars, et revu le 16 juin. Point de bourgeon. Inflammation pendant 8 jours. A ma dernière visite, j'ai trouvé l'œil parfaitement droit, et il n'y avait plus de trace aucune de l'opération. La vue, faible de cet œil, est restée la même.

68° *Strabisme convergent des deux yeux. Section du droit interne et d'une portion du droit supérieur.* — Mme Baptiste, 34 ans, rue Mouffetard ; opérée le 7 mars, revue le 12, le 18 et le 27 juin. Inflammation assez vive, collyre au sulfate de zinc; l'œil droit qui pendant trois jours avait semblé redressé, divergea beaucoup; le gauche *resta fort droit.* Je pris alors de la charpie, j'en fis un petit tampon piriforme dont la base appuyait fortement sur l'angle externe, et à l'aide du bandage *compressif*, je maintins cet appareil et le rendis parfaitement inamovible. Il resta ainsi du 12 au 18. J'ôtai le bandage le 18 au matin et l'œil était *complétement droit.* Je revis en définitive cette femme le 27 juin; ses yeux ne laissaient plus voir de trace d'opération; l'œil gauche qui ne divergeait ni ne convergeait, allait un peu sous la paupière supérieure. Cette femme, qui n'avait pas la vue fort bonne avant d'être opérée, et qui ne pouvait coudre, peut se livrer assez facilement à la couture.

69° *Strabisme convergent de l'œil droit. Section du droit interne.* —Gustave Anchier, 19 ans, à Issy; opéré le 9 mars, et revu le 5 juin. Ici le succès est complet. L'œil est parfaitement droit; lors de ma visite, je ne pus savoir quel était l'œil que l'on avait opéré. Il n'a su me dire s'il y voyait mieux qu'auparavant.

A l'âge de 7 ans, ce sujet se brûla avec de la vapeur d'eau; il paraît qu'il survint aux deux yeux une inflammation très intense, à la suite de laquelle l'œil droit resta dévié.

70° *Strabisme convergent de l'œil droit.*—Antoine Durand, 39 ans, valet, rue de l'Echiquier, puis rue Saint-Honoré; opéré le 11 avril, revu le 27 juin. Inflammation. Collyre au sulfate de zinc. Point de bourgeon. Après dix jours tout avait disparu. L'œil, parfaitement droit, a une physionomie très normale. La vue n'est point améliorée. Mais, la pupille de cet œil est resserrée et tout-à-fait immobile. Le strabisme est congénial.

71° *Strabisme convergent des deux yeux. Section du droit interne.* — Louis Roupaire, 11 ans; opéré en mars et revu le 7 juin. Inflammation vive par suite de la malpropreté de la mère. Collyre au sulfate de zinc, qui eut un plein succès. Point de bourgeon. Les yeux sont très droits. Néanmoins cet enfant a quelque chose dans le regard qui n'est pas naturel. Il fixe avec incertitude, avec une sorte de stupeur. Sa mère prétend qu'il regardait de près; maintenant il regarde à la distance des bonnes vues.

Strabisme venu à 6 ans, suite de variole.

72° *Strabisme convergent de l'œil droit.*—Joséphine Millet, 23 ans, à la maison d'asile rue Notre-Dame-des-Champs; opérée en juin, vue le 8 juillet. Point de bourgeon. L'œil est parfaitement droit, et n'offre plus de trace d'opération. Cette fille ne sait dire si elle y voit mieux qu'auparavant. Strabisme congénial.

73° *Strabisme convergent.*—Virginie Barrey, 32 ans, couturière, rue de la Tixeranderie; opérée en février, revue le 15 mai et le 1er juin. Deux jours après l'opération, ophthalmie. Les cils étaient renversés vers le globe de l'œil. A l'aide d'un stylet je les ramenai en avant, et, plaçant un bandage avec des bandelettes de diachylon, je maintins la paupière supérieure écartée du globe. Collyre au sulfate de zinc: tout symptôme inflammatoire disparut. L'œil est toujours resté bien droit.

Strabisme congénial mais non héréditaire. Sa mère a deux taches sur le même œil.

74° *Strabisme convergent de l'œil droit. Section du droit interne.* — Jean Girard, ébéniste, 25 ans, rue de l'Hirondelle, 12; opéré en avril, vu le 29 juin. Point d'inflammation. Point de bourgeon. L'œil est parfaitement droit et ne présente plus de trace d'opération.

A 10 ans il voulut imiter un de ses camarades qui louchait, et il resta lui-même affecté d'une infirmité semblable.

75° *Strabisme convergent.* — Edouard Thill, 30 ans, rue Villedot, 3; opéré en mai et revu le 30 juin. Ce garçon, que j'ai vu plusieurs fois, présenta un cas d'*héméralopie.* En plein midi il distinguait tous les objets parfaitement. Dès que le soir arrivait il n'y voyait qu'à peine à se conduire, même dans les rues les mieux éclairées. Ses yeux, opérés tous les deux par la section du muscle droit interne sont restés parfaitement droits, et ne présentent aucune altération. Cette héméralopie dura 6 jours. Il n'y eut ni inflammation ni bourgeon. Ce garçon demeure maintenant à Versailles.

Strabisme congénial.

76° *Strabisme convergent de l'œil droit.*—Elisa Chessy, à Chaville, blanchisseuse, âgée de 22 ans, opérée en mai, vue le 29 juin. Il s'est formé à l'angle interne un bourgeon que j'ai excisé. Collyre au sulfate de zinc. Tout se passa bien. Sclérotique dénudée entièrement à l'angle interne ; cicatrice longue à se former. L'œil est très droit. Des convulsions à l'âge de 2 ans ont été la cause de son strabisme.

77° *Strabisme convergent de l'œil droit. Section du droit interne.* — Isabelle Mortier, 18 ans, bonne d'enfans, rue du Chemin-Neuf, 8, opérée en juin, revue en juillet. L'œil est parfaitement droit; l'inflammation a été rapidement dissipée.

Strabisme congénial, mais non héréditaire.

78° *Strabisme convergent des deux yeux. Section du droit interne.*—Etienne Joly, vitrier, à Charenton, âgé de 26 ans, opéré le 21 mars, revu le 7 juin. Abandonné à lui-même, il n'employa aucun topique, se couvrit soigneusement les yeux, se tint au lit pendant trois semaines environ. Tout rentra dans l'ordre; point de bourgeon; les yeux sont très droits. Il m'a affirmé avoir vu double dès le lendemain, et pendant quinze jours. Si on l'en croit, la diplopie s'est passée petit à petit au bout de ce temps : pendant le jour, il portait des lunettes; pendant la nuit, un bandeau sur les yeux. Sa vue lui semble bien améliorée : pour tout renseignement, il voit de sa hauteur une épingle à terre; auparavant il ne pouvait la distinguer. Il ne sait point lire.

C'est, dit-il, en singeant un de ses camarades, à 10 ans, qu'il a commencé à loucher.

79° *Strabisme convergent de l'œil droit. Section du muscle droit interne.* — Madame Vernier, 32 ans, à Chartres, opérée en juin (le 12 ou le 14). Cette dame, restée à Paris seulement pendant huit jours après son opération, fut, dès le sixième, complétement rétablie. La cicatrice était tout-à-fait formée et l'œil admirablement droit. Point de bourgeon; rien d'anormal sur la cornée. Vue bonne avant et après l'opération. — Le strabisme était peu prononcé.

Strabisme congénital, non héréditaire.

80° *Strabisme convergent de l'œil droit. Section du droit interne.* — Gustave Guilbert, 30 ans, rue Saint-Nicolas, 17. Cet homme louchait beaucoup de l'œil droit, un peu de l'œil gauche, et voyait à peine à se conduire du premier. Aussitôt après l'opération, la vue est devenue plus distincte : il peut lire les gros caractères. Point de bourgeon ; légère inflammation pendant trois jours, éteinte par le collyre au sulfate de zinc. L'œil est très droit.

Strabisme congénial.

81° *Strabisme convergent de l'œil droit.* — Louis Farge, distillateur, à Fontainebleau, 30 ans. Je n'ai pu revoir cet homme que trois jours après son opération ; alors l'œil divergeait beaucoup, et la rougeur à l'angle interne était assez vive : cette partie avait été dénudée entièrement. La vue n'avait rien d'anormal ; il disait bien y voir. Je lui conseillai le collyre au sulfate de zinc, et il partit le lendemain.

82° *Strabisme convergent de l'œil droit.* — Michel, 17 ans, commissionnaire, rue aux Ours, 4; opéré le 6 février, revu le 2 mai. A 8 ans, cet enfant reçut une pierre sur l'œil, il y eut mal pendant 2 mois, qu'il passa à l'hôpital Saint-Louis. L'œil blessé est toujours resté convergent et la vue y était presque nulle. Une tache énorme existe sur la cornée. Le redressement est complet. Il n'y a ni inflammation ni bourgeon.

83° *Strabisme convergent.* — Lise Blanche, 21 ans, lingère, rue de la Bucherie, 11; opérée le 19 avril, revue le 5 juillet. Point de bourgeon. Inflammation assez vive calmée par le collyre au sulfate de zinc. OEil admirablement droit et très sain.

Cette fille est sujette à des attaques d'hystérie; c'est pendant l'une d'elles, à 15 ans, que les muscles de cet œil se sont contractés et ont causé le strabisme.

84° *Strabisme convergent de l'œil droit.* — Huninge (Edmond), 29 ans, ouvrier lampiste, sans domicile; opéré dans le mois de mai, revu le 23 juin. OEil très droit. Point d'inflammation, point de bourgeon. Tout s'est parfaitement bien passé. On ne saurait dire quel est l'œil opéré.

A 12 ans il tomba d'un premier, se fit des contusions à l'occiput et au front, les yeux furent violemment malades, et le droit est resté dévié.

85° *Strabisme convergent des deux yeux.* — Joséphine Héliard, 37 ans, repasseuse à Montmartre; opérée en février, revue le 20 juin. L'œil est parfaitement droit.

Cette femme m'a affirmé être devenue louche pendant les douleurs de l'enfantement, à l'âge de 17 ans. Elle eut de vives convulsions avant la délivrance.

86° *Strabisme convergent de l'œil droit.* — Zoé Constant, 18 ans, couturière, rue de l'Ancienne-Comédie, 16; opérée le 21 avril, revue le 24 juin. Conjonctivite guérie par le collyre au nitrate d'argent à 0,05. OEil très droit. Point de bourgeon. Cette jeune fille y voit mieux qu'avant l'opération. Elle ne lisait point de cet œil les enseignes des industriels, actuellement elle peut les lire.

Strabisme congénial non héréditaire. L'accouchement de sa mère fut laborieux.

87° *Strabisme convergent des deux yeux.* — Marie, 30 ans, domestique, rue de la Fidélité, 15. Le redressement était plus satisfaisant à l'œil gauche qu'au droit, qui allait se cacher sous la paupière supérieure. Cette fille, qui avait la vue basse *surtout en plein midi*, y voit mieux et ne redoute pas autant la lumière. Elle a souvent de violens maux de tête. Elle fut opérée le 12 mars, je l'ai revue le 19 juin, et son regard m'a paru fort bizarre. On voit bien qu'elle a été opérée. C'est une fille très nerveuse et très vive.

A 17 ans, elle eut avant sa couche des accès répétés d'éclampsie qui furent cause de son strabisme.

88° *Strabisme convergent de l'œil gauche.* — Joséphine Trachel, 19 ans, brodeuse, rue Beaurepaire, 9; opérée le 3 juillet 1841. Cette fille a l'œil admirablement droit.

Pendant 5 jours elle a eu dans les paupières un mouvement convulsif perpétuel et involontaire qui augmentait à chaque clignotement normal. Au bout de ce temps il a disparu sans moyen curatif. La vue est très améliorée.

Strabisme venu à l'âge de 16 ans, à la suite de convulsions.

89° *Strabisme supérieur convergent de l'œil droit. Section du muscle droit interne.* — Eugénie Roussel, âgée de 17 ans, lingère, rue du Four-Saint-Germain; opérée le 4 mai, revue le 6, le 10, le 16, le 18, le 21 du même mois, et enfin le 5 juillet.

Avant l'opération la pupille était portée vers la paupière supérieure et à la partie interne. On a dénudé l'œil dans sa demi-circonférence interne et supérieure. Il en est résulté une exophthalmie. La conjonctive s'est renversée du côté de la *cornée;* j'appliquai un bandage compressif avec les bandelettes de diachylon.

Le 16, j'enlevai ce bandage et l'œil ne laissait rien à désirer. Son regard avait quelque chose d'un peu singulier, cependant je ne constatai plus de déviation. Le 18 et le 21, mêmes remarques. La vue semblait améliorée.

Le 5 juillet, j'ai encore constaté le redressement de l'œil et l'amélioration permanente de la vue.

Strabisme peu prononcé depuis la naissance jusqu'à 9 ans. A cet âge il augmenta en un an d'une manière remarquable, et resta depuis ce temps au point où nous l'avons vu.

90° *Strabisme convergent de l'œil droit.*—Julie Ossan, lingère, 16 ans, près la barrière du Trône, opérée le 7 avril, revue le 17 mai et le 28 juin. Du 7 au 30, l'inflammation sembla ne pas vouloir s'éteindre. A ma première visite, la conjonctive était boursouflée. Collyre au sulfate de zinc. Point de bourgeon ; légère tendance de l'œil à se porter vers la paupière supérieure ; point d'amélioration dans la vision. Le 28 juin, l'anomalie constatée le 17 du mois précédent n'existait plus ; l'œil était parfaitement bien revenu à sa position naturelle : avant l'opération, la malade ne distinguait que les lettres de titre, actuellement elle assemble celles de la plus petite dimension.

Sa mère fut très sujette aux convulsions pendant ses couches. A son premier enfant, elle devint louche des deux yeux : l'enfant, qui est notre sujet, le devint aussi.

91° *Strabisme divergent de l'œil gauche.* — Paul Ricard, journalier, à Boulogne, 31 ans, opéré le 26 février, revu le 11 juillet. L'œil est tellement droit, que l'on ne saurait dire quel œil a été opéré. Il voyait à peine de cet œil, et il lui semble qu'il y voit bien mieux. On ne peut rien spécifier, car cet homme ne sait point lire :

Ce strabisme est une suite de variole ; les yeux restèrent malades pendant trois mois après cette éruption.

92° *Strabisme convergent supérieur de l'œil droit. Section du muscle droit interne et du droit supérieur.* — Louise Malard, lingère, 19 ans, rue de l'Hirondelle, opérée le 11 mai, revue le 8 juillet. Point de bourgeon; point d'inflammation. L'œil est parfaitement droit.

Elle n'était louche que depuis l'âge de 16 ans : c'est pendant une attaque d'hystérie qu'elle a eu l'œil dévié.

93° *Strabisme convergent de l'œil droit. Section du droit interne.* — Victor Durantet, 25 ans, ouvrier sellier, rue Plumet, opéré le 9 mai, revu le 11 juillet. Pendant les douze premiers jours, il y eut de la diplopie; elle se passa peu-à-peu. Collyre au sulfate de zinc. Il n'y a point eu de bourgeon. La pupille se porte un peu vers la paupière supérieure; mais cette petite imperfection n'est guère marquée. Ce garçon ne donne aucun renseignement sur l'état de sa vue.

Strabisme héréditaire. Sa mère, ouvrière à Orléans, louche du même œil, par suite de la variole.

94° *Strabisme convergent supérieur des deux yeux. Section du muscle droit interne et du droit supérieur.* — Adolphe-Jean Ouvrard, 9 ans, à Passy, opéré le 12 mars, revu le 5 juillet. Lotions avec l'eau et l'eau-de-vie. Il n'y eut pas de bourgeon, et la vue sembla améliorée à l'enfant.

Je vis à ma visite les deux yeux très droits, mais quelque chose d'un peu singulier dans le regard : cependant c'était supportable. Les paupières semblaient plus écartées au gauche qu'au droit.

A 4 ans et 3 mois, il eut d'horribles crises convulsives qui lui dévièrent les yeux. A chaque récidive, la déviation augmentait, et elle resta au point où nous l'avons vue, depuis l'âge de 7 ans.

95° *Strabisme convergent un peu supérieur de l'œil droit. Section du muscle droit interne et du droit supérieur.* — Madame Joubert, brodeuse, 29 ans, rue de la Planche, opérée le 3 juillet.

10.

Le 14, l'œil divergeait. Je plaçai un bandage avec les bandelettes ; je laissai la moitié de l'œil très libre, afin qu'on pût instiller du collyre au sulfate de zinc. Le 27, j'enlevai l'appareil, et je vis que l'œil était droit. Il ne s'était point formé de bourgeon, et tout était rentré dans l'ordre normal.

Strabisme venu par suite de brûlure avec de l'eau en ébullition, à l'âge de 5 ans. La déviation, assez peu prononcée jusqu'à l'âge de 11 ans, empira beaucoup à cette époque et resta au point où nous l'avons vue.

96° *Strabisme convergent de l'œil droit.* —Hippolyta Harice, coloriste, 27 ans, rue du Cadran, 19, opérée le 23 juillet 1841. Redressement remarquable. Un peu d'écartement dans les paupières. Vue sensiblement améliorée.

Strabisme venu à l'âge de 5 ans, à la suite de coqueluche.

97° *Strabisme convergent des deux yeux. Dénudation entière de la sclérotique à l'angle interne.*—Joseph Vidalia, journalier, 31 ans, rue des Arcis, 5, opéré le 31 juin, revu le 15 et le 22 juillet. Trois jours après l'opération, il sembla se développer un travail phlegmasique local avec un peu de réaction générale. Bains de pied, quinze sangsues derrière l'oreille gauche. Le suintement de chaque œil était considérable. Collyre au sulfate de zinc.

Six jours après cette première ordonnance, le malade n'en avait rien fait; ses yeux étaient toujours chassieux, et la céphalalgie était violente. La première ordonnance fut renouvelée. Le 12, je l'ai revu : les yeux sont on ne peut plus droits. Bourgeons aqueux qui se sont vidés spontanément.

Strabisme congénial.

98° *Strabisme convergent de l'œil droit. Section du mus-*

cle droit interne et du bord du droit inférieur.—Victoire, 19 ans, brodeuse, rue des Trois-Chandeliers. Opérée le 14 mai. Collyre au sulfate de zinc. Bandage à demeure pendant 10 jours. Bourgeon que j'ai excisé le premier juin, époque à laquelle je trouvai l'œil fort droit. Le 29 juillet, je la revis, et je constatai un succès complet. Vision sensiblement améliorée.

Strabisme venu par suite de variole à l'âge de 8 ans.

99° *Strabisme convergent de l'œil gauche.* — Rudouin (John), plâtrier, 29 ans, né à Brunswick. —Opéré le 5 juillet 1841. Revu le 1er septembre.

OEil bien redressé. Point de taches, aspect normal.

Strabisme héréditaire, la mère et les deux sœurs sont louches aussi, toutes les trois de l'œil gauche.

100° *Strabisme convergent de l'œil droit. L'œil gauche est un peu dévié. Dénudation entière de la sclérotique à l'angle interne.* — Femme Grand, 36 ans, traiteur, rue St.-Dominique St.-Germain, 73; née en Angleterre, opérée le 22 juillet. — Le bandage *oblique* n'ayant pas été bien appliqué, voici l'énumération des symptômes auxquels il donna évidemment lieu.

OEdème des paupières, rougeur vive de la conjonctive, érysipèle palpébral: traitement général et local; enlèvement du bandage.

La malade un peu rétablie, voulut sortir de l'hôpital et revint deux jours après. L'érysipèle avait reparu et menaçait cette fois d'envahir le cuir chevelu. Pommade au sulfate de fer, puis lotions à l'eau de sureau. Saignée.

Après dix jours, petit abcès sur la paupière supérieure. Pas de bourgeon. Collyre au sulfate de zinc.

Je l'ai revue sept ou huit fois. Tout est rentré dans l'ordre. L'œil est aussi *convergent* qu'avant l'opération, ou à-peu-près. Point d'amélioration dans la vision. Il a paru droit seulement pendant les dix premiers jours.

Strabisme suite de variole.

101° *Strabisme convergent de l'œil droit.*—Gilbert Faisan, 15 ans, rue des Poulies ; opéré le 4 juin, vu le 20 juillet et le 17 octobre. Immédiatement après l'opération, l'œil gauche, qui louchait un peu aussi, parut droit sans qu'on y eût touché.

Aucun collyre ; eau fraîche. Point de bouton.

Le 20 juillet. L'œil droit divergeait un peu et se cachait faiblement sous la paupière supérieure ; le gauche était droit. Le sujet ne sut me dire s'il voyait mieux qu'avant l'opération. Strabisme venu à 12 ans par suite de la variole.

102° *Strabisme convergent de l'œil droit.* — Victor Rouez, 23 ans, garçon de café, rue du Cygne ; opéré le 1er octobre. Collyre au sulfate de zinc. Resté quatre jours à l'hôpital, il en sortit avec l'œil bien droit, et y revint le 12 décembre guéri.

Strabisme congénial non héréditaire.

Il n'a pu me dire si sa vue était améliorée.

103° *Strabisme convergent de l'œil gauche.* — Julie, copiste de musique, 23 ans, rue du Petit-Hurleur ; opérée le 17 septembre, revue le 25 octobre. Eau froide, quelques bains de pied. Le 29 l'œil avait de la tendance à se porter en divergeant vers la paupière supérieure. Le 25 octobre il offrait la même déviation. La vision ne semble point améliorée.

Strabisme héréditaire et congénial. Sa mère louche du même œil. Sa sœur a les yeux très droits.

104° *Strabisme convergent de l'œil gauche.* — Claude Renaud, 11 ans, rue de Chartres, 21 ; opéré le 1er octobre. Aucune espèce de soins ne lui ayant été donnés à la suite de l'opération, chez ses parens, il revint le 3 avec un œil fort enflammé. Entré à l'hôpital, les émolliens triomphèrent promptement du mal. Après onze jours il sortit avec son œil parfaitement redressé, sans tache ni bouton.

Strabisme venu à la suite de convulsions dites internes, à l'âge de un an.

105° *Strabisme convergent de l'œil droit.*—Fiquet Louise, 19 ans, rue Neuve-Richelieu, 1, opérée le 6 mai, revue le 15 juin, le 5 juillet et le 10 août. Restée à l'hôpital huit jours, point d'inflammation; l'œil ayant une tendance à revenir à sa première direction, fut maintenu fixe à l'aide du bandage. A la consultation du 15 juin, l'œil nous parut parfaitement droit, sans agrandissement anormal des paupières; il semblait n'avoir subi aucune opération. Il n'y avait eu qu'un petit bouton, qu'on coupa ce jour-là. Le 5 juillet, plus de trace de strabisme; le 10 août, même état. Vision améliorée.

Strabisme congénial non héréditaire. Seule louche de sa famille.

106° *Strabisme convergent de l'œil droit.*—Morand Charles, 23 ans, menuisier, rue Saint-Nicolas, 3, opéré le 12 juillet, vu le 26 juillet et le 17 septembre. Le 26, l'œil, qui n'avait été lavé qu'avec de l'eau fraîche, était dans un état peu satisfaisant. Saignée; bains de pieds; collyre au sulfate de zinc, Morand n'a point cessé de travailler, fatiguant, quoi qu'on lui eût dit, son œil avec un bandeau permanent. Point de bouton. L'œil avait le 17 un aspect très normal; il était très droit, sans écartement apparent des deux paupières. La vision ne lui semblait point améliorée.

Strabisme venu à la suite d'une commotion du cerveau, à l'âge de 15 ans.

107° *Strabisme convergent de l'œil droit.*—Amélie Pradier, 19 ans, couturière, rue de Bièvre, 7, opérée le 19 mai, revue le 21 de ce mois, le 2 juin et le 19 juillet. Travaille dès le lendemain; inflammation vive; lotions avec l'eau de guimauve.

Le 21 mai, collyre au sulfate de zinc; énorme bouton, qu'on enlève le 2 juin. L'œil alors était porté vers l'angle externe, et présentait un strabisme divergent. La malade ne voit pas mieux. Paupières plus écartées. Le 19 juillet, même aspect que précédemment.

Strabisme suite de la petite-vérole, à 11 ans.

108° *Strabisme convergent de l'œil droit. Section du droit interne.* — Eugénie Savart, 24 ans, repasseuse, à Beauvais. Je cite ce cas pour relater l'origine du strabisme.

Cette jeune fille paria avec une de ses compagnes qu'elle regarderait fixement le soleil pendant 3 minutes. Il paraît qu'elle le fit, et depuis ce moment elle louche très fortement. Cela lui arriva à 14 ans.

109° *Strabisme divergent de l'œil droit. Section du droit externe avec section additionnelle du bord externe des droits inférieur et supérieur.* — Emile-Louis Lampin, rue Vieille-du-Temple. Point de bourgeon. L'œil parfaitement droit ne présente pas la moindre anomalie. C'est un succès remarquable. Opéré le 26 mars : j'ai revu ce garçon (âgé de 26 ans) le 7 avril, puis le 27 du même mois, et je n'ai rien pu constater, sinon un succès complet.

Strabisme congénial.

110° *Strabisme divergent de l'œil gauche.* — Anne Gury, 20 ans, couturière, rue du Coq; d'une bonne constitution; opérée le 15 janvier. Section du droit externe et du bord des droits inférieur et supérieur. Les paupières se sont encroûtées. Une conjonctivite blennorrhagique est survenue. C'est alors,

36 jours après l'opération, que je la vis; les symptômes avaient paru dès le huitième. Un étudiant qui voyait la malade, lui faisait prendre du copahu et du poivre cubèbe en opiat. Revue le 26 mars : l'œil était entièrement redressé, mais la vue de cet œil était considérablement affaiblie. Pas de bourgeon.

Strabisme venu à la suite de convulsions, à l'âge de 4 ans.

11° *Strabisme divergent de l'œil droit.* — Julie, 18 ans; rue Charenton; opérée le 24 février, section du muscle droit externe; pas de bourgeon. Le 15 avril, l'œil opéré vacillait. Le gauche était prit du même mouvement. Pendant 20 jours elle vit double; le 17 mai, tout mouvement anormal a disparu. La vision n'est plus double; strabisme congénial; actuellement l'œil est très droit; succès complet.

112° *Strabisme divergent de l'œil gauche. Section du droit externe.* — Isabelle Mangin, 16 ans, blanchisseuse à Meudon ; opérée le 26 mars, vue le 2 mai. Pas d'inflammation. Point de bourgeon. L'œil est parfaitement droit. Vision sensiblement améliorée. *Elle y voit bien mieux à plisser des collerettes.*

Strabisme survenu à la suite de la variole.

113° *Strabisme divergent de l'œil droit. Section du bord externe des droits inférieur et supérieur, après celle du droit externe.* — Louise Montel, 20 ans, bonne d'enfans, rue Montmartre; opérée le 28 mai, vue le 27 juin. Après l'opération aucune inflammation n'est survenue. Il n'y a pas eu de bourgeon; l'œil est parfaitement droit. Deux taches existent sur la cornée ; l'opération n'a produit aucun changement sous le rapport de la vue.

Cette fille, sujette à de violens maux de tête, avait les yeux fort jolis et droits à 12 ans.

114° *Strabisme divergent de l'œil droit. Section du muscle droit externe et du bord des droits inférieur et supérieur.* — Louise, lingère, rue de la Huchette, 3 ; opérée en avril, revue le 27 juin. L'œil ne diverge, ni ne converge, mais il tend à se porter vers la paupière supérieure. Du reste la jeune fille, assez satisfaite de l'opération, y voit bien mieux qu'auparavant.

Strabisme congénial et héréditaire. La mère, lessivière à Montargis, les deux sœurs lingères à Briare, sont aussi affectées de strabisme divergent *du même œil.*

115° *Strabisme divergent de l'œil droit. Section du muscle droit externe, du bord des droits inférieur et supérieur.* — Louis Marchand, vitrier à Ville-d'Avray, opéré en mars, revu le 27 juin. Aucune inflammation, ni bourgeon. Dans les 20 premiers jours, l'œil sembla vouloir rester droit, mais il redevint un peu divergent. Cette anomalie existait encore quand je revis le sujet, et il n'y avait point lieu d'espérer qu'elle disparût.

Strabisme venu à l'âge de 9 ans à la suite d'un violent coup de branche d'arbre. Il eut mal à l'œil pendant un mois.

116° *Strabisme divergent de l'œil droit. Section du muscle droit externe, du bord des droits inférieur et supérieur.* — Maria-Augustine, 21 ans, femme de chambre, rue Cassette, opérée le 5 avril, vue successivement le 20 avril, le 26, le 8 mai, le 15 mai, le 30, et le 12 juin. Pas de bourgeon. Le 8e jour, *diplopie.* Plus d'apparence de strabisme. Le 8 mai la diplopie disparut complétement. Il n'y a plus de trace d'opération et cette fille voit bien mieux qu'auparavant.

Son père *louche*, son frère aussi, et elle a une sœur qui louche horriblement des deux yeux (convergent). Le père et le fils sont affectés de strabisme divergent, comme l'opérée.

117° *Strabisme divergent.*— Emmanuel Thionard, 15 ans, rue des Filles-St.-Thomas, opéré en mai, revu le 3 juillet. — Exemple de succès remarquable. Il est impossible de désigner l'œil opéré. La vue semble un peu améliorée. Il n'y a eu ni inflammation, ni bourgeon. Le muscle droit externe, le bord externe des droits inférieur et supérieur ont été divisés.

Strabisme venu à la suite de convulsions, à deux ans.

118° *Strabisme divergent de l'œil droit. Section du muscle droit externe, du bord externe des droits inférieur et supérieur.* — Philippe Lesieur, 31 ans, garde-champêtre, à Longjumeau, opéré en avril, revu plusieurs fois jusqu'au 10 mai. L'œil sembla vouloir redevenir divergent, pendant les 10 premiers jours. Bandage avec le tampon de charpie et les deux bandelettes contentives. Le 10 mai, rien d'anormal ; l'œil était droit, et il ne restait plus qu'une faible rougeur à l'angle externe.

Strabisme venu à 4 ans par suite de convulsions.

119° *Strabisme divergent de l'œil gauche, avec déformation de la paupière supérieure.* — Edouard Mons, 24 ans, menuisier, rue des Jeûneurs, à Briançon, louche depuis l'âge de 9 ans, opéré le 15 juin, revu le 27 août 1841. Pendant trois jours, compresses d'eau pure sur l'œil ; le quatrième jour, collyre au sulfate de zinc.

L'œil est droit ; cependant il y a dans le regard de ce garçon quelque chose d'assez désagréable ; c'est un strabisme très affaibli.

La déformation de la paupière, dont j'ai parlé, tient à une ancienne brûlure. La vue ne semble point améliorée.

Le strabisme lui-même est survenu à la suite de la variole.

120° *Strabisme divergent de l'œil gauche.* — Achille-Jérôme Jumelle, carrossier, rue du Regard, opéré le 3 mars, revu le 15 juillet 1841. Cet homme n'a employé aucun collyre, pas d'inflammation. Migraine du côté gauche. Pédiluves salés et vinaigrés ; l'œil est *parfaitement droit*, et semble n'avoir jamais été dévié.

Il voit actuellement à lire de l'œil opéré, ce qu'il ne pouvait faire auparavant.

Strabisme congénial et héréditaire ; la mère est louche du même œil (divergent).

121° *Strabisme divergent de l'œil gauche.* —Jean-Hector Chazot, vitrier-peintre, âgé de 23 ans, né à Couleuvre (Allier), opéré le 21 juin 1841, revu le 21 juillet. On n'a employé aucun bandage ; il n'y a pas eu d'inflammation ; mais l'œil est dévié comme devant ; il est resté droit pendant 8 jours seulement.

Strabisme venu à la suite de variole (11 ans).

Tableau relatif au genre de strabisme que présentaient mes opérés (1).

Chez les malades que j'ai opérés, le strabisme s'est présenté dans les proportions suivantes sous le rapport de l'espèce et du côté :

(1) On consultera utilement un tableau détaillé de M. Boinet, dans le travail de ce chirurgien, publié dans le *Journal des Connaissances médico-chirurgicales*. Sur 68 opérés, M. Peyré (*Traité du strabisme*, etc., 1842.) n'avoue que 8 ou 10 insuccès. M. Proske en laisse entrevoir 12 dans la pratique de M. Kuh, sur 55 opérés.

Relevé de 128 cas, fait par M. Gouraincourt.

Convergens.		111
Sur ces 111 convergens { doubles. . . .	17	
à droite . . .	67	
à gauche. . . .	27	
Divergens.		17
Sur ces 17 divergens { à droite	10	
à gauche.	7	
Total. . .		128

Relevé de 138 cas, fait par moi.

Convergens.		123
Sur ces 123 convergens { doubles. . . .	20	
à droite . . .	52	
à gauche . . .	51	
Divergens		15
Sur ces 15 divergens { doubles.	2	
à droite.	8	
à gauche	5	
Total. . .		138

Relevé de M. Bouvier.

Nombre des opérés : 45.

Tous d'un seul œil.

Circonstances particulières : 1 cas de strabisme convergent avait été opéré sans succès par une autre personne.

1 cas de strabisme divergent était consécutif à une opération de strabisme convergent faite par un confrère.

Les muscles divisés ont été le droit interne ou le droit externe, une seule fois le petit oblique avec le droit externe, jamais les droits supérieur, inférieur, ni grand oblique.

29 sujets étaient du sexe féminin.
16 — — masculin.

5	étaient âgés de	8 à 10 ans.
16	—	11 à 20
16	—	21 à 30
8	—	31 à 47

Il y avait 35 cas de strabisme convergent.
10 — divergent (compris le strabisme consécutif indiqué plus haut).

22 cas affectaient le côté droit (exclusivement ou principalement).

23 affectaient le côté gauche.

Le résultat définitif de l'opération, constaté, à peu d'exceptions près, un ou plusieurs mois après, a été le suivant :

1° Strabisme convergent (35 cas).

L'œil a été entièrement redressé dans 25 cas;

Le strabisme a persisté *en partie* ou revenait passagèrement dans 8 ;

Le redressement a été nul ou presque nul dans 2 ;

Total : 35.

Sur les 25 cas de redressement complet, il y en a eu 8 dans lesquels la position et les mouvemens de l'œil étaient tout-à-fait normaux ;

16 dans lesquels l'œil était trop *au milieu* de l'ouverture des paupières, et son mouvement d'adduction plus ou moins affaibli ou même presque aboli ;

1 dans lequel est survenu un strabisme opposé (en dehors), qui a persisté malgré la section du droit externe.

Parmi les 16 cas où l'œil a été *trop* redressé, figure celui dans lequel une première opération avait été pratiquée sans succès.

2° Strabisme divergent (10 cas).

L'œil a été entièrement redressé dans 7 cas ; il a conservé dans *tous ces cas* sa position et ses mouvemens normaux.

Le redressement a été nul ou à-peu-près dans 3.

Sur ces 3 cas, 1 n'est autre que le strabisme consécutif à une opération de strabisme convergent pratiquée par un autre chirurgien, et il ne devait pas à la rigueur être rangé avec les autres cas. 1 second de ces 3 cas est relatif à un homme de 47 ans affecté de paralysie du droit interne par suite d'une affection cérébrale, et c'est là aussi un fait qu'on pourrait distraire comme n'ayant rien de commun avec les autres. Il ne resterait ainsi qu'un insuccès sur 8 cas.

SECTION 2.

Amélioration de la vue par l'opération du strabisme.

Une particularité, à peine remarquée jusque-là, est ressortie de l'opération du strabisme, c'est que presque tous les louches voient mal de l'œil dévié. Chez les uns, le strabisme est compliqué d'ambliopie ou d'une sorte d'amaurose ; les autres ont la vue double ou sont myopes. Il en est aussi qui se fatiguent rapidement les yeux et quelques-uns qui ont un tremblement continuel de ces organes. Je ne voudrais pas qu'on inférât de mes paroles que la vision est altérée chez tous les individus qui louchent. J'ai remarqué, au contraire, que vingt-cinq fois sur cent environ, les strabiques voient à-peu-près aussi loin de l'œil dévié que de l'œil sain, mais il n'en est pas moins vrai que le plus souvent, le strabisme influe d'une manière fâcheuse sur l'état de la vue.

Ce fait étant nettement constaté portait à se demander si, comme quelques personnes l'avaient établi auparavant, le trouble de la vue était la cause plutôt que l'effet du strabisme, et réciproquement. Les observations ont bientôt répondu que le strabisme ne résulte point d'un affaiblissement de l'œil, et que les imperfections de la vue, loin d'en être le point de départ, doivent inévitablement en être le résultat. Aussi n'a-t-on pas tardé à dire que l'opération du strabisme amenait non-seulement le redressement des yeux, mais encore le rétablissement de la vision.

§ 1er. *Amblyopie.*

Ce qu'il y a de plus commun chez les louches, c'est certainement l'amblyopie, la vue confuse. Je l'ai observée sur environ la moitié d'entre eux à des degrés variés. Les effets de l'opération sur cet état ne me paraissent pas avoir été rendus exactement. M. Phillips a certainement exagéré en affirmant que l'amblyopie se dissipe presque toujours en même temps que le strabisme. J'ai trouvé une infinité de malades qui ne voyaient pas mieux quinze jours, un mois après l'opération qu'auparavant. L'illusion des praticiens qui pensent le contraire tient à ce que beaucoup de malades s'écrient aussitôt après l'opération et s'en s'être positivement rendu compte de ce qu'ils disent, qu'ils voient beaucoup plus clair, qu'ils ont déjà la vue meilleure, quoiqu'il n'en soit véritablement rien.

Il est cependant vrai que chez une foule de malades l'opération détruit, en tout ou en partie, brusquement ou insensiblement, cette confusion de la vue. J'en ai observé qui éprouvaient de la sorte une amélioration si rapide et si manifeste qu'on avait lieu d'en être surpris. J'en ai rencontré d'autres dont la vision s'est ensuite fortifiée peu-à-peu au point d'être aussi bonne du côté opéré que de l'autre, un mois ou deux après l'opération. Toutefois, je n'ai rien aperçu qui permît d'indiquer à l'avance si l'état de la vue serait amélioré ou non par l'opération.

§ 2. *Diplopie.*

Un certain nombre de louches voient double quand ils essaient de se servir des deux yeux. Il n'y a rien là, on le devine, que de très naturel; car il est difficile que l'axe des deux yeux d'un louche soit parallèle des deux côtés, que les rayons lumineux qui vont peindre les images sur la rétine ne se croisent pas au point d'amener la diplopie en pénétrant dans l'œil. Il n'y a même guère que les louches dont l'œil dévié voit à peine, qui conservent leur vue simple; mais il faut convenir que ceux-ci sont les plus nombreux, et que parmi les autres il en est qui ne se servent réellement que de l'œil sain, quoique la faculté visuelle se soit maintenue intacte dans l'œil dévié. Cette diplopie est une des complications du strabisme qui m'a paru céder le plus constamment à l'opération. J'ai cependant rencontré un louche qui n'a point cessé de voir double après la division du muscle droit interne, quoique son œil soit resté parfaitement droit, et qu'il n'ait offert aucune sorte de déviation en sens différent de sa déviation primitive.

§ 3. *Myopie.*

Bon nombre de strabiques ont la vue courte du côté de l'œil dévié. Je doute que cela tienne à la compression exercée par les muscles droits, en travers et de haut en bas sur la sclérotique. Je ne suis pas convaincu non plus que, par leur action opposée d'arrière en avant et d'avant en arrière, les muscles obliques, ayant les muscles droits pour antagonistes, puissent rendre compte d'une pareille altération de la vue. Toutefois je regarde comme démontré, l'ayant constaté bon nombre de fois, que la myopie des louches disparaît souvent par suite de l'opération du strabisme.

§ 4. *Amaurose.*

Si quelques praticiens ont attribué à l'opération du strabisme la faculté de guérir en même temps l'amaurose, c'est, je le crains bien, par suite d'observations peu concluantes. Lamaurose, comme on sait, dépend généralement de lésions fort graves, tout-à-fait étrangères à la coque de l'œil et à ses annexes. On ne s'imaginera pas, j'espère, que l'amaurose entretenue par quelques lésions éloignées des voies digestives, de l'intérieur de la bouche ou du crâne, du nerf optique ou de la rétine, puisse trouver son remède dans la section d'un ou plusieurs muscles de l'orbite. Il y a sans doute là-dessous quelque confusion dont on ne se sera pas aperçu : l'œil de certains strabiques, resté dans l'inaction depuis de longues années, peut avoir perdu l'habitude de voir. Si donc on lui présente d'abord les objets, il ne les distingue que très confusément et l'on diagnostique aussitôt une amaurose. Celle-là on la diminue, il est vrai, on la guérit même, quelquefois par l'opération, attendu qu'une fois redressé, l'œil s'exerce de plus en plus et finit par retrouver ses fonctions. Mais on sent aussitôt qu'il ne s'agit point là d'une amaurose véritable, d'une maladie comparable à la paralysie soit idiopathique, soit symptomatique de la rétine. C'en est assez néanmoins pour permettre d'établir que l'abolition presque complète de la vue du côté de l'œil dévié, n'est pas une contre-indication à l'opération du strabisme.

§ 5. *Fatigue des yeux* ou *kopiopie.*

MM. Pétrequin (1) et Bonnet ont signalé à l'attention des praticiens une complication du strabisme, que presque tous les autres chirurgiens ont également constatée de leur côté. Cette complication consiste en une disposition très prononcée à la fatigue de l'œil dévié. En effet, si l'on ferme l'œil sain d'un louche et qu'on le force à s'exercer seul, il éprouve bientôt une lassitude, une fatigue, qui oblige le malade à se reposer promptement, à ne pas travailler long-temps. Cette tendance que M. Pétrequin désigne par le terme assez mal sonnant de *kopiopie*, s'explique, il me semble, par le peu de puissance de l'œil malade et par le repos, le défaut d'exercice auquel il reste condamné.

Tous les organes en sont là, de même que tous les êtres de la chaîne zoologique. C'est en conséquence, un fait à-peu-près inévitable. Il n'est personne qui ne comprenne qu'un organe chargé d'une fonction quelconque ait besoin d'une éducation, d'essais nombreux, pour en venir à exercer librement et sans fatigue le travail qui lui est assigné par la nature. Il est en conséquence, tout simple que l'œil, une fois redressé pouvant marcher de concert avec l'autre, finisse par se fatiguer de moins en moins, et ne plus causer de gêne au malade dans ses mouvemens. J'avouerai pourtant que plusieurs de mes opérés ne sont point encore débarrassés complétement de la kopiopie.

§ 6. *Nystagmus, tremblement des yeux.*

J'ai rencontré un certain nombre de strabiques qui étaient

(1) *Annales d'oculistique*, 1841.

affectés en même temps du nystagmus, c'est-à-dire de ce tremblotement, de ces oscillations continuelles qu'on observe aussi dans les yeux de certaines personnes qui ne louchent point. Un état pareil dont rien jusqu'ici n'explique la cause ni la nature a cela de singulier que la vue des personnes qui en sont atteintes est par fois tout aussi parfaite, tout aussi régulière que chez les autres.

Je pourrais citer en particulier un médecin de mérite, M. Selle, qui habite Paris, que je vois depuis vingt ans, et qui offre ce phénomène au plus haut degré, sans que chez lui les fonctions des yeux en soient le moins du monde troublées.

Comme il est difficile de nier l'influence des muscles sur de pareils mouvemens, il était naturel de penser que l'opération du strabisme détruirait le nystagmus en même temps que la loucherie. Si on pouvait en croire certains observateurs, la pratique aurait maintenant pleinement confirmé les prévisions de la théorie. Des exemples ont effectivement été relatés, à l'appui de ces prévisions, et des faits assez nombreux prouveraient sans réplique que le tremblotement involontaire des yeux affectés de strabisme disparaît après l'opération. Mais je ne puis me dispenser d'ajouter qu'il m'est resté quelque doute à ce sujet. Sur quatre ou cinq malades opérés par moi dans ces conditions, il n'en est aucun qui ait été débarrassé radicalement de son nystagmus.

Voici ce qui s'est passé chez un de mes opérés. C'était un enfant âgé de 7 ans, fort, bien constitué. Il avait depuis sa naissance un double strabisme convergent accompagné d'une oscillation perpétuelle des deux yeux. Tranquille, livré sans émotion à ses occupations d'enfant, il n'avait qu'un léger degré de ce tremblotement. Dès qu'on avait l'air de s'occuper de lui, de l'examiner, de vouloir approcher ses yeux, on voyait, au contraire, survenir un mouvement rapide, irrégulier, en bas, en haut, en dedans, en dehors en quelque sorte comme celui d'un insecte qui voltige avec vivacité autour d'une fleur. Ce mouvement n'était jamais plus manifeste qu'au moment où nous fermions l'un des yeux du jeune garçon pour mieux explorer l'autre.

Lorsque je l'eus opéré d'un côté, le nystagmus sembla cesser sur l'œil redressé; puis, sans avoir jamais disparu complétement, il revint petit à petit en restant au-dessous de son intensité première dans l'espace de quinze jours. L'opération du côté opposé fut suivie des mêmes effets. Après avoir gardé cet enfant près de deux mois à l'hôpital, je le laissai retourner dans son pays avec un degré de tremblotement des yeux presque aussi considérable qu'avant l'opération, qui avait pourtant suffi pour détruire le strabisme concomitant.

Chose assez bizarre, le frère de ce jeune garçon offrait, mais à un degré moindre, la même complication; âgé de 11 ans, celui-ci nous dit que ses yeux n'avaient pas changé depuis sa plus tendre enfance, et que nous le voyions dans l'état où il avait toujours été. Le père et la mère n'offraient rien d'analogue. L'opération du strabisme n'a pas eu de meilleurs résultats sous le rapport du nystagmus, chez lui que chez son frère.

Je conclus donc que les yeux louches affectés de nystagmus peuvent très bien rester tremblotans après avoir été redressés par l'opération du strabisme. J'ajoute néanmoins que dans certains cas, cette opération paraît sinon détruire, au moins diminuer ces oscillations disgracieuses du globe de l'œil.

§ 7. *Conclusion.*

Au demeurant, l'opération du strabisme est évidemment de nature à modifier favorablement toutes les fonctions de l'œil. Seulement il ne faut pas se faire illusion au point de croire que le redressement d'un œil, dont la vue a subi quelque altération, suffira toujours pour en rétablir complétement l'état fonctionnel. Il faut aussi, pour ne pas trop se flatter en pareil cas, savoir que, chez les louches, la vue peut être confuse ou presque abolie, vague, courte ou fatigante, de deux façons : 1° par défaut d'exercice de l'organe; 2° par altération matérielle de quelques-uns des tissus qui le composent.

Dans le premier cas, on comprend qu'un œil qui se dispensait d'agir depuis longues années, une fois revenu dans l'axe naturel de la vision, essaiera de fonctionner avec l'autre, et que, peu-à-peu, il pourra se fortifier, se mettre en mesure de remplir les mêmes actions que son congénère. C'est ainsi que des apparences d'amaurose, que l'amblyopie, la diplopie, la myopie et la kopiopie qui ne reconnaissent pas d'autres causes que le repos prolongé de l'organe, pourront disparaître après l'opération.

Dans le second cas, au contraire, c'est-à-dire, lorsque les troubles de la vue qui compliquent le strabisme dépendent d'une lésion réelle soit du nerf optique, soit de quelque autre nerf de l'orbite, soit de la choroïde, soit de la rétine, il est clair que la section d'un muscle, suffisant pour redresser l'œil, n'aura que peu ou point d'influence sur la complication du strabisme. Toutefois, comme, même chez un amaurotique ou un myope, le redressement d'un œil louche n'est pas à dédaigner, si l'opération du strabisme ne doit pas être considérée comme un remède certain de tous les troubles visuels qui compliquent parfois la déviation des yeux, il n'en est pas moins convenable de la pratiquer, sans être arrêté par ces complications.

ARTICLE XII.

SECTION DES DIVERS MUSCLES DE L'OEIL POUR REMÉDIER A DES AFFECTIONS ÉTRANGÈRES AU STRABISME.

Les résultats qu'on dit avoir obtenus contre certaines perturbations de la vue, en opérant des yeux louches, n'ont pas tardé à faire naître l'idée d'attaquer de la même façon ces perturbations, chez les malades qui ne louchent pas : aussi a-t-on maintenant essayé la section des muscles de l'œil contre la myopie, contre l'amaurose, contre le nystagmus, contre la kopiopie, et dans le but d'éviter l'opération de la pupille artificielle.

§ 1er. *Myopie.*

C'est par la *vue courte* qu'on a débuté dans cette question. Trois opinions se sont même produites dès l'origine à ce sujet : dans l'une, la myopie dépendrait de la brièveté active ou passive des muscles droits, d'où la chance de guérir une pareille infirmité par la section d'un ou de plusieurs de ces muscles. M. Guérin, qui établit deux sortes de myopie, une myopie mécanique ou musculaire et une myopie optique ou oculaire (*Annales d'oculistique*, avril 1841, page 31), a cité des exemples de succès obtenus par l'opération. M. Cunier vint bientôt après signaler des guérisons de myopie obtenues par la section simultanée des muscles droits interne et externe (*Annales d'oculistique*, juin 1841). Il faut y ajouter M. Kuh, de Breslau, qui publia vers le même temps dans le journal de Casper (1841, n° 15) un résultat satisfaisant obtenu chez un myope par la section des quatre muscles droits; mais cet auteur, qui en a fait autant pour la presbyopie (1), convient n'avoir retiré aucun succès de l'opération en coupant les muscles droit interne et droit externe chez un autre malade.

M. Phillips, représentant direct des idées et de la pratique de M. Dieffenbach, soutient, au contraire, que c'est le muscle grand oblique qui produit la myopie et que c'est lui qui doit être coupé. Pour M. Bonnet (*Des sections musculaires*, etc.), ce serait, au contraire, le petit oblique; et ces messieurs rapportent, chacun de leur côté, un certain nombre de faits pratiques à l'appui de leur théorie.

Je m'étonne, au surplus, qu'une discussion sérieuse ait pu s'élever entre eux sur ce sujet; car il me paraît naturel d'admettre que, si les muscles droits peuvent causer la myopie en se raccourcissant, il doit en être absolument de même des muscles obliques. En effet, si pendant la rétraction des muscles droits le globe de l'œil trouve un point d'appui en arrière, ce ne peut être que par la réaction des muscles obliques; or, si ces derniers se rétractent ou se raccourcissent, ne trouveront-ils pas dans les muscles droits des antagonistes du côté de la cornée? Si la myopie peut être rattachée à une saillie trop grande de la cornée par l'influence de l'action musculaire, c'est donc aussi bien l'un des muscles de l'œil que l'autre qui peut en être la cause.

Quoi qu'il en soit de ces explications, ayant admis et professé depuis long-temps à ma clinique que le staphylôme transparent de la cornée, que les staphylômes de l'œil, en général, sont un effet mécanique de l'action des muscles sur le globe

(1) Proske, in *Annales d'oculist.*, t. VII, p. 44; *Sach's allgemeine Zeitung.*

de l'œil, j'étais fort disposé à adopter les théories nouvelles sur la myopie ; aussi n'ai-je point hésité à attaquer cet état de la vue par la section de certains muscles. Je me hâte de dire cependant que je n'ai opéré de la sorte qu'un seul malade, tant les résultats de mon premier essai m'ont peu satisfait. C'était chez un homme âgé de quarante-cinq ou quarante-six ans, myope de naissance et affecté de nystagmus ; ce malade, qui habitait la province, avait lu dans les journaux politiques ce qui se débitait sur la myotomie oculaire, et avait pris le parti de venir à Paris pour s'y faire opérer, le voulant, l'exigeant absolument. Après l'avoir acclimaté pendant quelques jours à l'hôpital, je pratiquai la section du muscle droit interne d'un seul côté. Dès le lendemain, il nous assura y voir de plus loin qu'auparavant. J'attendis une douzaine de jours ; au bout de ce temps, je coupai le muscle droit externe du même côté, autant pour prévenir un strabisme divergent, qui s'établissait déjà et une diplopie fatigante, que pour compléter l'opération.

Différens exercices auxquels je soumis ce malade nous démontrèrent qu'il avait en réalité la vue moitié plus longue qu'avant l'opération ; mais comme la diplopie persistait et qu'elle pouvait s'expliquer par la différence du champ fonctionnel des deux organes, j'opérai l'autre œil avec les mêmes précautions que le premier. La myopie a paru cesser dans cet œil comme elle avait fait dans l'autre, mais la vue est restée vague, confuse, et la diplopie, qui avait cessé pendant quelque temps, s'est bientôt montrée de nouveau. De plus, l'un des yeux a fini par se dévier en dedans. J'ai cru devoir réopérer de ce côté, comme pour un strabisme convergent ; le muscle droit externe ayant été divisé antérieurement, je n'ai pu redresser complétement l'œil que mécaniquement, par une compression méthodique de l'angle interne des paupières.

Quand j'ai cru n'avoir plus rien à désirer pour la rectitude des yeux, j'ai remarqué que ces organes ne pouvaient plus se tourner que très incomplétement en dedans et en dehors. La diplopie ayant notablement diminué, le malade, assez satisfait de son état, retourna dans sa province, mais il nous est revenu au bout de six mois, avec une diplopie très prononcée et une amblyopie incontestable. Un léger strabisme convergent s'était établi des deux côtés. J'ai pensé qu'en le détruisant on aurait quelque chance de faire disparaître la vue double. Il n'en a rien été; j'ai détaché de nouveau le muscle droit interne de l'œil droit et de l'œil gauche, j'ai obtenu un redressement complet, et la diplopie a persisté. Le malade, d'ailleurs, d'une résolution à toute épreuve, voulait qu'à l'instar de M. Phillips ou de M. Bonnet, j'allasse lui couper un des muscles obliques. Comme je n'ai pas voulu écouter ce désir, il est sorti de l'hôpital, en me disant qu'il saurait bien trouver un opérateur plus hardi que moi. Je n'en ai plus entendu parler depuis. Je n'ai point voulu diviser ici les muscles obliques, d'abord parce qu'il ne s'agissait plus de myopie, ensuite parce que les yeux de cet homme me paraissaient déjà beaucoup trop limités dans leurs mouvemens pour me permettre d'attaquer encore quelques-uns de leurs rubans musculaires.

En y réfléchissant, on s'aperçoit bientôt que sur des yeux droits, la section des musles expose à des inconvéniens plus difficiles à éviter, que dans les cas de strabisme. Par exemple, qui peut garantir qu'après la section des muscles droit interne et droit externe, l'œil ne se déviera pas, soit en dedans, soit en dehors? Qui peut assurer aussi, quand on divise un des muscles obliques, qu'aucune déviation de l'œil ne sera l'effet de l'opération? Enfin qui oserait affirmer que cette section, soit des muscles droits, soit des muscles obliques n'entraînera pas la fixité, l'immobilité de l'œil à des degrés variés? Avec de pareilles conséquences, admises comme possibles, le remède exposerait incontestablement aux chances d'une difformité pire que le mal, et comme d'ailleurs la myopie elle-même ne cède pas toujours à la myotomie, je ne pense pas que les opérations tentées à ce sujet jusqu'à présent restent dans la pratique.

§ 2. *Amaurose.*

L'idée de traiter l'amaurose par la myotomie oculaire semble appartenir à l'oculiste anglais Adams. L'opération fut pratiquée chez une femme âgée de 22 ans. Après la section d'un des muscles droits, la vision se rétablit en partie ; mais comme il survint de la diplopie, on coupa le muscle droit opposé; la diplopie cessa sur-le-champ et la vue continua de s'améliorer (1), mais M. Fleussu remarque avec raison qu'il s'agissait plutôt dans ce cas de kopiopie ou de fatigue des yeux que d'amaurose (2).

Un chirurgien de Gœttingue, M. Ruete, qui aurait aussi guéri deux cas d'amaurose par la myotomie oculaire, ne paraît avoir attaqué, selon M. Fleussu, que des paralysies partielles de la troisième paire, avec strabisme et mydriase, d'où il suit que de pareils faits ne sont guère concluans.

Nous trouvons en troisième ligne un chirurgien distingué de Lyon, M. Pétrequin, qui, admettant que certaines amauroses reconnaissent pour cause un état spasmodique d'un

(1) *Provincial and surg. Journ.* avril 1841.

(2) *Ier Supplément aux Annales d'oculistique*, page 319.

ou de plusieurs muscles (1), vante aussi la myotomie oculaire contre la goutte sereine. Il raconte même deux observations de malades opérés par lui en 1841, qui ont éprouvé de cette opération un bienfait incontestable (2); mais je lui demanderai la permission, comme à M. Kuh et à M. Peyré (3), de conserver quelques doutes sur la *nature amaurotique* dont les malades étaient affectés. Ici, bien plus que pour la myopie encore, je ne crois pas que l'opération du strabisme doive être conservée.

§ 3. *Nystagmus.*

Les opérateurs qui prétendent avoir dissipé les mouvemens convulsifs des yeux déviés par l'opération du strabisme, ont nécessairement dû proposer la même opération pour le nystagmus proprement dit. Aussi possède-t-on aujourd'hui un certain nombre d'observations détaillées à ce sujet. Ces observations sont loin toutefois de plaider absolument en faveur de la théorie. Je vois bien que le malade de M. Phillips (4) semble avoir été complétement guéri de la sorte; mais M. Bonnet (5) avoue avoir échoué dans les trois cas où il a pratiqué la myotomie oculaire pour remédier au nystagmus. S'il est vrai que M. Roux de Mexmieux ait débarrassé un malade de la myopie et du nystagmus par la section des deux petits obliques (6), il l'est également que M. Bonnet lui-même a échoué en divisant les muscles petits obliques, comme en s'attaquant aux muscles droits (p. 303).

(1) *Revue médicale*, 1842, t., I, p. 207.

(2) *I*[er] *supplément*, *Annales d'oculistique*, p. 321.

(3) *Traité du strabisme*, p. 174.

(4) *Ténotomie sous-cutanée*, Paris, 1841, p. 317.

(5) Page 302.

(6) Bonnet, ouvrage cité, p. 305.

De plus, les faits qui me sont propres déposent totalement contre les espérances de M. Phillips et de M. Peyré (1).

Puisque les strabiques opérés par moi ont conservé leur tremblement oculaire concomitant, je n'étais pas très disposé à croire que l'opération pratiquée sans qu'il y eût de strabisme, pût être suivie d'un succès complet. Je l'ai cependant mise en usage successivement sur les deux yeux d'un même malade, en coupant les muscles droits interne et externe à 10 ou 12 jours d'intervalle. Ce fut chez le malade dont j'ai donné l'observation précédemment et qui était en même temps affecté de nystagmus. Quoique j'aie été forcé de revenir plusieurs fois à la section du muscle droit interne, soit au bout d'un mois, soit au bout de huit mois, le pauvre patient n'en a pas moins conservé son nystagmus.

Il s'agit donc encore là d'une difformité contre laquelle la myotomie ne peut être que d'un faible secours. Je ne dois pas taire, au surplus, que tout en ne partageant pas les opinions absolues de M. Bonnet à ce sujet, je conviens volontiers que le nystagmus est souvent la complication ou l'effet d'altérations diverses des yeux. Une myopie, une amblyopie, une diplopie, une tache sur la cornée, une cataracte survenue dans l'enfance me paraissent en être fréquemment la cause ou le point de départ. Il semble que dans toutes ces circonstances l'incertitude de la vision pousse l'œil à se porter instinctivement et continuellement dans toutes les directions possibles, comme pour chercher les rayons lumineux dont il aurait besoin. Il est inutile de dire qu'avant d'attaquer l'effet, il faudrait, en pareil cas, tâcher d'en détruire la cause, et qu'il ne convient point de débuter par la myo-

(1) Traité du strabisme, p. 163, 1842.

tomie. Il faut établir, en outre, que, même chez les sujets où le tremblotement convulsif des yeux existe sans aucune autre altération de la vue, la myotomie oculaire n'est également que d'une efficacité fort douteuse, puisque chez les deux petits garçons dont j'ai parlé dans un autre article, et qui étaient affectés de nystagmus en même temps que de strabisme, sans qu'il y eût de perturbation visuelle, l'opération n'a point été suivie de succès sous ce rapport. M. Kuh (1) a-t-il réellement été plus heureux?

§ 4. *Pupille artificielle.*

Les taches de la cornée sont parfois disposées de manière à ne couvrir que la moitié ou les deux tiers de la pupille, à permettre au moins de voir en dedans, en dehors, au-dessus ou au-dessous, une partie de cette ouverture. Avec une disposition semblable, les rayons lumineux, tombant perpendiculairement sur la tache, n'arrivent point dans l'œil, et la vision est impossible. Il n'y a d'autre remède à ce mal qu'une pupille artificielle par l'un des mille procédés opératoires connus. Mais l'organisme s'est chargé, dans quelques cas, de rendre cette opération inutile, en déviant l'œil de telle sorte que la portion de cornée transparente, le mieux en rapport avec l'ouverture pupillaire, vint se tourner en avant. Alors, en effet, la vision se rétablit en partie, et les malades y voient pour le moins aussi bien que par le bénéfice d'une pupille nouvelle.

Un effort aussi intelligent ne pouvait point s'effectuer en pure perte sous les yeux des chirurgiens : aussi M. Cunier s'est-il bientôt empressé d'établir artificiellement le strabisme chez les sujets affectés de leucoma ou de cicatrices de

(1) *Sach's allgemeine Zeitung*, et *Annales d'ocul.*, t. VII, p. 44.

la cornée, qui se trouvent dans les conditions dont je viens de parler. « Lorsque la portion centrale de la cornée, en rapport avec la pupille d'ailleurs saine, dit M. Cunier (1), devenue le siège d'un albugo, d'un trouble rendant la vision impossible, on déplace la pupille de manière à permettre à la lumière d'arriver au fond de l'œil... Le but que se sont proposé les chirurgiens (en pareils cas) est de mettre la pupille en rapport avec une portion de cornée restée transparente. Or, j'ai trouvé que, dans la plupart des cas, on y parvenait par une opération beaucoup plus simple et nullement aussi chanceuse que le déplacement pupillaire. J'ai tout simplement divisé un ou plusieurs des muscles de l'œil, de manière à déterminer un strabisme qui fournît le même résultat. » Une observation de succès est relatée par M. Cunier à l'appui de sa proposition, et M. Pétrequin est venu bientôt après en signaler un autre qui lui est propre, dans une lettre également adressée à l'Académie des Sciences (2).

Sans rejeter *à priori* cette nouvelle application de la myotomie oculaire dont parle ici M. Proske (3), je dois cependant prévenir qu'elle touche à une question complexe. D'abord, elle ne peut convenir que dans les cas où la pupille reste intacte derrière la cornée. Il faut ensuite que l'opacité de cette dernière membrane nedépasse pas de tous points la circonférence de l'ouverture de l'iris. On devrait exiger, enfin, que le chirurgien se fût assuré d'avance qu'en fixant l'œil avec une pince ou une érigne, pendant quelques secondes, au degré de déviation où l'on a l'intention de la réduire, le malade y voit réellement, et de manière à pouvoir

(1) *Lettre à l'Académie des Sciences*, 1841.

(2) Bonnet, ouvr. cité, p. 312.

(3) *Annales d'ocul.* t. VII, p. 44.

retirer quelques fruits de ce changement dans la position de l'organe.

Toutes ces conditions étant accordées, il reste encore à savoir si certaines variétés de l'opération de la pupille artificielle, qui permettent le même résultat sans entraîner de déviation de l'œil, ne sont pas préférables. L'opération du strabisme *substitutif* a pour le moins l'inconvénient de provoquer une difformité permanente fort désagréable, pour remédier à une simple imperfection de la vue. Je doute, par exemple, que les personnes qui conservent un bon œil aimassent mieux devenir louches pour y voir des deux yeux. Là-dessus cependant il serait inopportun de se prononcer d'une manière absolue; les faits pratiques ne sont pas encore assez nombreux pour permettre de juger sainement la valeur du strabisme substitutif d'une pupille artificielle.

Quoi qu'il en soit, c'est toujours aux muscles correspondans au point de la cornée le plus rapproché de la pupille qu'il faudrait s'adresser en pareil cas. On diviserait donc le droit interne, afin de produire un strabisme divergent, si l'on apercevait mieux la pupille et si le malade voyait mieux par le côté nasal de la cornée que dans tout autre sens. On diviserait le droit externe, au contraire, si la transparence de la cornée et la vision étaient plus nettes en dehors qu'en dedans. Si le point transparent de la cornée se trouvait en bas, on couperait le droit inférieur pour amener un strabisme frontal, tandis que dans les circonstances inverses, on couperait le muscle droit supérieur. L'opération n'offrirait d'ailleurs ni plus ni moins de difficulté, et n'aurait des suites ni plus ni moins sérieuses que dans les cas de strabisme proprement dit.

ARTICLE XIII.

NOUVELLES VARIÉTÉS DE L'OPÉRATION DU STRABISME.

La simplicité, l'innocuité de la myotomie oculaire pour remédier au strabisme n'ont point empêché de chercher des moyens encore plus innocens pour arriver au même but.

§ 1er. *Destruction d'une plaque de la conjonctive pour remédier au strabisme.*

On trouve dans le journal de Casper, 1841, n° 36, et dans le petit volume que vient de publier M. Cunier (1), quelques propositions de M. Dieffenbach à ce sujet.

Quand le strabisme est léger, pour éviter un strabisme inverse, après la section du muscle rétracté, l'opérateur de Berlin conseille de s'en tenir à l'excision d'une portion de la conjonctive et des tissus qui la doublent, vers le tendon du muscle correspondant. En se cicatrisant, la plaie rapproche peu-à-peu les bords de la conjonctive divisée, de manière à la raccourcir notablement et à redresser ainsi l'œil.

M. Dieffenbach prétend même avoir obtenu le même résultat au moyen de la cautérisation avec l'azotate d'argent. Pour moi, qui accorde toute la confiance possible aux assertions de M. Dieffenbach, j'ai cependant peine à croire qu'il ait obtenu de la sorte de nombreuses guérisons chez de véritables strabiques. La conjonctive est trop mobile, trop souple, se déplace trop facilement pour qu'une opération pareille puisse réellement redresser un œil dévié. D'ailleurs si le redressement avait lieu, il devrait en résulter un obstacle ma-

(1) *Revue ophthalmologique*, etc., ou Suppl. aux *Ann. d'oculistique*, p. 297.

nifeste aux mouvemens dans le sens opposé, et par conséquent une nouvelle difformité.

M. Cunier ajoute (ouvrage cité) que si cette opération devait être appliquée, il vaudrait mieux *réunir la plaie* de la conjonctive par première intention, au moyen de la suture, que de la laisser suppurer; mais peut-être ôterait-on ainsi à l'opération de M. Dieffenbach la seule chance de succès qu'elle possède, savoir, la possibilité de faire naître une cicatrice inodulaire, capable d'entraîner légèrement l'œil de son côté.

§ 2. *Section des muscles de l'œil avec un fil.*

Une opération à laquelle j'ai songé depuis long-temps, et que j'aurais déjà mise en pratique, si celle que nous connaissons était moins simple, consisterait à embrasser le tendon du muscle rétracté, préalablement soulevé avec des pinces dans une anse de soie, puis à tordre, l'un sur l'autre, les deux fils de cette anse, pour la fixer de l'autre côté du nez, dans le cas de strabisme externe, du côté de la tempe, quand il s'agirait d'un strabisme interne. On porterait ainsi le redressement de l'œil aussi loin que la chose serait jugée nécessaire, et même bien au-delà de la ligne centrale, pour l'y maintenir jusqu'à ce que le fil eût complétement divisé les tissus compris dans son anse. Comme je prévois les objections théoriques qui pourraient être faites à ce projet, et que je ne le regarde pas moi-même comme d'un succès assuré, je ne l'ai point encore mis en pratique.

FIN.

TABLE DES MATIÈRES.

Avertissement 1
Art. I. Historique 4
Art. II. Notions anatomiques 17
§ 1er. Muscles de l'orbite 19
§ 2. Globe de l'œil 21
§ 3. Nerfs . . . . . id.
§ 4. Vaisseaux 22
§ 5. Aponévroses 23
Art. III. Méthodes opératoires 27
§ 1. Méthode de Stromeyer 28
A. Procédé de Dieffenbach 29
B. Procédé de M. Cunier 32
C. Procédés anglais 33
D. Procédé de M. Lucas . . . . . id.
E. Procédé de M. Ferrall 34
F. Procédé de M. Liston 35
G. Procédés français . . . . . id.
H. Procédé de M. Simonin . . . . . id.
I. Procédé de M. Roux 36
J. Procédé de M. Sédillot 37
K. Procédé de M. Phillips . . . . . id.
L. Procédé de MM. Amussat et Lucien Boyer 39
M. Procédé de M. Baudens . . . . . id.
N. Autres procédés . . . . . id.
O. Premier procédé de l'auteur 40
P. Procédé de M. Andrieux 41
Q. Deuxième procédé de l'auteur . . . . . id.
R. Variantes du procédé 44
S. Procédé de M. Daviers 50
§ 2. Procédés de M. Guérin 51
Art. IV. Valeur comparative des méthodes opératoires 54
§ 1. Méthode sous-conjonctivale . . . . . id.
§ 2. Méthode de Stromeyer ou par dissection 57
Art. V. Traitement après l'opération 62
Art. VI. Suites de l'opération 65
§ 1. Redressement incomplet 66
§ 2. Œil trop dévié en dehors 72
§ 3. Autres accidens de l'opération . . . . . id.
§ 4. Inflammation 73
§ 5. Polype de l'angle oculaire 74
Art. VII. Inconvéniens de l'opération 77
§ 1. Diplopie 78
§ 2. Ecartement des paupières 79

§ 3. Exophthalmie 80
§ 4. Immobilité, fixité de l'œil 82
§ 5. Altération de la caroncule lacrymale. 85
Art. VIII. Etats des parties après l'opération 87
Art. IX. Contre-indications. 89
§ 1. Strabisme optique 90
§ 2. Strabisme fixe. 92
§ 3. Strabisme avec adhérence. . . . . *id.*
§ 4. Strabisme avec paralysie 94
§ 5. Amaurose 97
§ 6. Maladies générales, tumeurs dans l'orbite. 98
§ 7. Age des malades 99
§ 8. Strabisme double. 101
Art. X. Bienfaits de l'opération 102
§ 1. Illusion de l'opérateur. 105
§ 2. Division incomplète des parties. 107
§ 3. Dispositions difficiles à maîtriser 108
§ 4. Récidive 112
§ 5. Résumé des observations 117
Art. XI. Amélioration de la vue par l'opération. 159
§ 1. Amblyopie.. 160
§ 2. Diplopie.. 161
§ 3. Myopie. . . . . *id.*
§ 4. Amaurose. 162
§ 5. Fatigue des yeux ou kopiopie.. 163
§ 6. Nystagmus, tremblement des yeux. . . . . *id.*
Art. XII. Section des divers muscles de l'œil pour remédier aux affections étrangères au strabisme. 167
§ 1. Myopie. . . . . *id.*
§ 2. Amaurose. 171
§ 3. Nystagamus. 172
§ 4. Pupille artificielle. 174
Art. XIII. Nouvelles variétés de l'opération du strabisme. 177
§ 1. Destruction d'une plaque de la conjonctive pour remédier au strabisme. . . . . *id.*
§ 2. Section des muscles avec un fil. 178

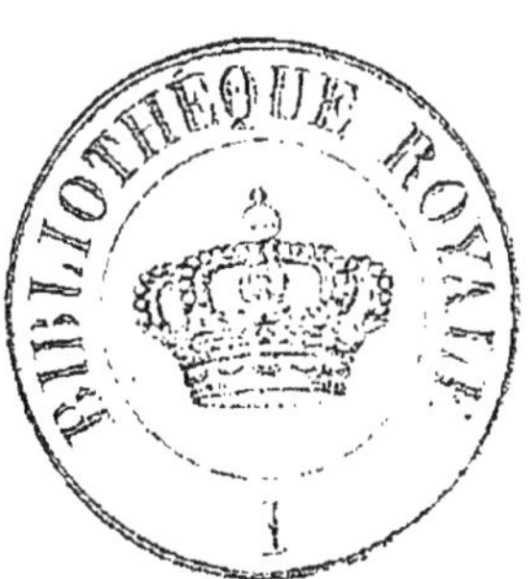

IMPRIMÉ CHEZ PAUL RENOUARD,
rue Garancière, n. 5.

www.ingramcontent.com/pod-product-compliance
Ingram Content Group UK Ltd.
Pitfield, Milton Keynes, MK11 3LW, UK
UKHW012033240726
13965UKWH00002B/758

9 782013 450188